Guérison de la Scoliose

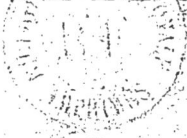

et

Méthode d'Abbott

Comment traiter les diverses Scolioses

PAR

F. CALOT

Chirurgien en chef de l'hôpital Rothschild, de l'hôpital Cazin,
de l'hôpital de l'Oise et des départements,
du Dispensaire, de l'Institut orthopédique de Berck, etc.

AVEC 130 FIGURES DANS LE TEXTE

PARIS

A. MALOINE, ÉDITEUR

25-27, RUE DE L'ÉCOLE-DE-MÉDECINE, 25-27

1913

Guérison de la Scoliose

Méthode d'Abbott

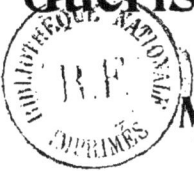

PRINCIPAUX OUVRAGES DU MÊME AUTEUR

L'Orthopédie indispensable aux praticiens, avec 1140 fig. originales et 8 photographies en couleurs, 6ᵉ édition, (traduction en 5 langues) (MALOINE, éditeur, 25, rue de l'Ecole de médecine, Paris) . . . . . . 28 fr. »

Les Maladies qu'on soigne à Berck. 1 vol in-12 de 443 pages (MASSON, éditeur, 120, boulevard St-Germain)   2 fr. 50

Technique du Traitement de la Coxalgie. 1 vol. grand in-8 de 234 pages et 178 figures (MASSON, éditeur).   7 fr. »

Technique du Traitement de la Luxation congénitale de la Hanche. 1 vol. grand in-8 de 293 pages avec 206 figures et 5 planches (MASSON, éditeur). . . . . . 7 fr. »

Technique du Traitement des Tumeurs blanches. 1 vol. grand in-8 de 272 pages, avec 192 figures (MASSON, éditeur). . . . . 7 fr. »

Le Traitement du mal de Pott. 1 vol. grand in-8 avec 120 fig. (Octave DOIN, éditeur, 8, place de l'Odéon). 3 fr. 50

Guérison de la Scoliose

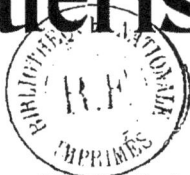

et

Méthode d'Abbott

Comment traiter les diverses Scolioses

PAR

F. CALOT

Chirurgien en chef de l'hôpital Rothschild, de l'hôpital Cazin,
de l'hôpital de l'Oise et des départements,
du Dispensaire, de l'Institut orthopédique de Berck, etc.

AVEC 130 FIGURES DANS LE TEXTE

PARIS

A. MALOINE, ÉDITEUR

25-27, RUE DE L'ÉCOLE-DE-MÉDECINE, 25-27

1913

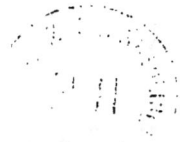

MÉTHODE D'ABBOTT

ET

SCOLIOSE

LE TRAITEMENT DES SCOLIOSES DES DIVERS DEGRÉS
ET DES DIVERSES ORIGINES

Le traitement de la scoliose est entré dans une ère nouvelle de progrès illimité. Le mérite en revient surtout à Abbott. Mais cette méthode d'Abbott dont tout le monde parle, combien peu la connaissent ! et comment la connaîtrait-on lorsqu'elle n'a encore été exposée nulle part ni en France ni à l'étranger avec les développements et la clarté qu'exige la complexité de ses détails.

Un grand nombre de praticiens nous ont demandé de combler cette lacune. Nous répondons ici à leur appel, et nous le pouvons puisque Abbott est venu en personne dans notre service à Berck appliquer son traitement sur le malade (sa 1re démonstration en Europe, et la seule qu'il ait faite en France). Mais cela ne nous a pas suffi. Pour être encore plus sûr de posséder tous les détails de la méthode, d'en connaître les derniers perfectionnements, nous avons envoyé en Amérique notre assistant, le Dr Fouchet, pour voir Abbott chez lui, dans son milieu, pour voir ses malades actuels et passés. M. Fouchet a pu tout voir, grâce à la complaisance inlassable d'Abbott, dont il a été l'hôte pendant

1

toute la durée de son séjour là-bas, et qui lui a tout montré, et expliqué — aubaine qui n'est échue à aucun autre médecin français[1].

Et c'est d'après ce que nous avons vu tous deux, le Dr Fouchet et moi, de la pratique d'Abbott, à Berck, à Berlin, à Londres et en Amérique, et d'après ce que nous avons observé personnellement sur 50 de nos malades, à qui nous avons appliqué le traitement d'Abbott (dans nos cliniques de Berck, d'Argelès et de Paris) ; c'est d'après tout cela, d'après l'expérience d'Abbott et la nôtre, que nous allons exposer pour les praticiens la technique de la méthode, sa véritable portée, ses indications, ses limites.

Ensuite nous dirons ce que doit être le traitement des scolioses, des diverses formes et divers degrés (scoliose commençante, scoliose moyenne, et scoliose grave), des diverses origines (scoliose essentielle de l'adolescence, scoliose rachitique, scoliose statique, scoliose symptomatique, etc.) — en un mot nous indiquerons, à la clarté des faits nouveaux et des acquisitions nouvelles, le traitement de chaque cas, celui qui nous conduit le mieux à la guérison[2].

---

1. Le Dr Fouchet est en effet le 1er médecin français, et le seul jusqu'à ce jour, que Abbott ait vu en Amérique — contrairement aux allégations de certains journaux français, inexactement renseignés.

2. On trouvera ici la substance de plusieurs articles publiés par nous sur la méthode d'Abbott, ou seul ou en collaboration avec nos assistants les Drs Bergugnat à Argelès-Gazost, le Dr Fouchet à Berck, le Dr Privat à Paris.

Nous ne parlerons, dans ce livre, que du traitement local de la scoliose. Pour tout ce qui regarde le traitement général de ces malades, nous renvoyons à notre grand ouvrage « L'ORTHOPÉDIE INDISPENSABLE AUX PRATICIENS » (chez Maloine, éditeur).

La guérison des vieilles scolioses par la méthode d'Abbott.

Au congrès de Paris (mars 1913) la méthode d'Abbott était à l'ordre du jour de la section médicale. Le Président, notre maître Lucas-Championnière, de l'Institut, nous ayant demandé, au début de la séance, de présenter Abbott et sa méthode aux congressistes, (c'était au lendemain de la visite qu'Abbott nous avait faite à Berck) voici résumé en quelques mots ce que nous avons dit :

Vous savez combien nous étions désarmés contre les scolioses « fixées ». L'opprobre de la chirurgie ce n'était plus la luxation congénitale, c'étaient elles, ces vieilles scolioses fixées.

Et pourtant contre elles, nous avons, personnellement, essayé de tout.

Nous sommes l'auteur du redressement forcé de la scoliose avec ou sans machine — avec ou sans chloroforme — et notre méthode employée depuis par bon nombre de chirurgiens des deux mondes, était bien, je le crois sans fausse modestie, ce que nous avions de mieux pour lutter contre ces scolioses anciennes et rebelles.

Au reste, je vous fais juge des résultats de notre méthode, puisque en voici un spécimen (voir *fig. 1 et 2*).

Il s'agit d'un jeune homme de 20 *ans*, scoliotique depuis 10 ans, lorsqu'il est venu à nous, et qui en était arrivé à cette difformité extrême, malgré tous les traitements (corsets et gymnastique) employés jusqu'alors (voir *fig. 1*).

Et le voilà 6 ans après la fin de notre traitement (voir *fig. 2*).

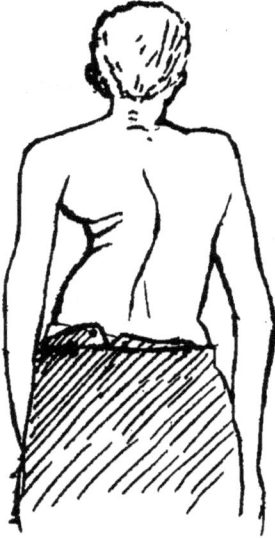

Fig. 1. — Jeune homme de 20 ans, scoliotique depuis l'âge de 10 ans.

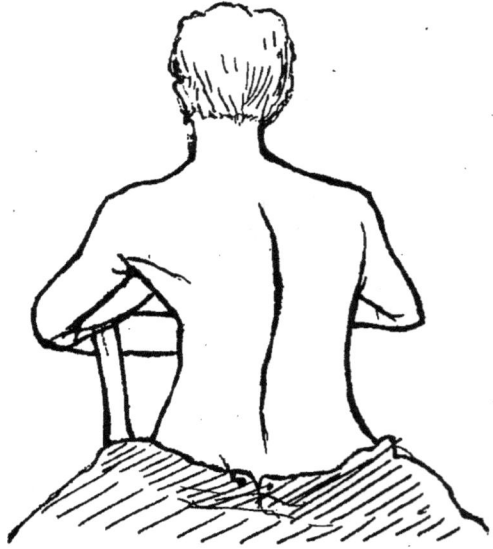

Fig. 2. — Le même après traitement par notre méthode — 6 ans après la fin du traitement.

Le résultat par nous obtenu, peut se traduire ainsi :

1° Nous avons *arrêté* cette scoliose, ce que n'avait pu faire aucun autre traitement.

2° Nous l'avons *corrigée* dans une mesure très notable, n'est-il pas vrai ? Ce n'est pas tout à fait à moitié, non, mais c'est bien plus du tiers.

3° Enfin la taille a augmenté de 9 cent. Au lieu de 1 m. 57 à 20 ans, le voici maintenant qui mesure 1 m. 66, bénéfice énorme. Il a pu faire figure d'un homme normal, il s'est marié. Voilà donc un assez beau résultat.

Mais à quel prix tout cela s'est fait ! je vais vous le dire :

1° *Comme temps* : il nous a fallu 2 ans 1/2.

2° *Comme peine* (à la fois pour le malade et pour nous).

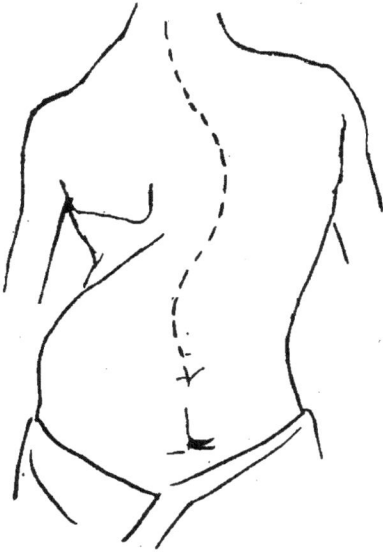

Fig. 3. — Jeune fille de 13 ans. Etat à l'arrivée, scoliose grave datant de la toute première enfance.

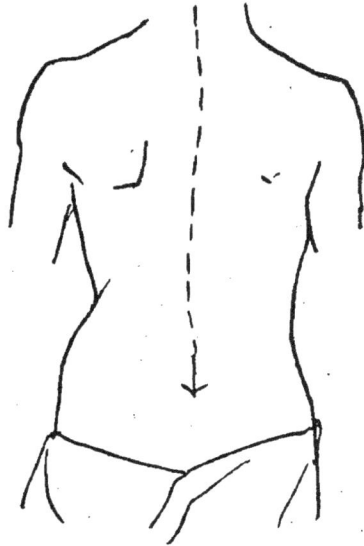

Fig. 4. — La même que sur la fig. 3, après traitement de 2 mois de plâtre (d'après Abbott).

Nous avons commencé par une séance de correction forcée exécutée sous chloroforme dans notre machine spéciale ; après quoi, pour maintenir cette correction, un grand plâtre allant de la racine des cuisses jusqu'à la base du crâne, *inclusivement*, — plâtre fenêtré ensuite au niveau de la gibbosité costale pour permettre une correction supplémentaire, ouatée, progressive [1].

1. Qui rappelle notre méthode de redressement des gibbosités du mal de Pott.

Après 3 mois, 2ᵉ séance de correction forcée, encore sous chloroforme, et de nouveau, grand plâtre.

Et puis encore deux grands corsets et 3 petits corsets en plâtre — pendant 2 ans 1/2 dans la position couchée constamment gardée — pour arriver à ce résultat !

Résultat sans doute très honorable, mais qui n'était très honorable et dont nous ne pouvions vraiment nous contenter que parce que nous n'avions pas mieux.

Et en effet, de ces résultats j'étais si peu orgueilleux que j'obligeais toujours les malades et leurs parents à bien réfléchir avant de m'engager dans de pareils traitements, décidé que j'étais à ne les entreprendre que sur la prière instante des intéressés.

Voilà où nous en étions jusqu'à ce jour, et avouons-le, ce n'était pas très-brillant.

Mais voici qu'une ère nouvelle s'ouvre devant nous avec le professeur Abbott qui nous apporte la solution tant cherchée de ce grand problème thérapeutique. Et sa méthode, nous sommes le premier à le reconnaître, vaut mieux, beaucoup mieux, que la nôtre. 1° par la *qualité* de ses résultats qui touchent à la perfection ou même l'atteignent en bien des cas ; 2° par le temps beaucoup moindre que demande Abbott (6 mois, 1 an ou 1 an 1/2 au lieu de 2 à 3 ans) ; 3° par les détails de son traitement moins ennuyeux que le nôtre pour les malades ; puisque son traitement se fait sans chloroforme, sans grand plâtre, sans obligation du repos au lit continu ; les malades avec sa méthode sont autorisés à marcher, il en est même qui ont pu vaquer à leurs occupations, une mère de famille a pu continuer à s'occuper de son ménage et de ses enfants.

A cette méthode d'Abbott, nous avons cru dès la première heure parce que les principes sur lesquels elle s'appuie sont justes — et les résultats déjà obtenus par nous ont justifié notre confiance.

Notre foi s'est encore confirmée depuis que le professeur Abbott, étant venu visiter notre clinique de Berck, a pris la peine d'appliquer lui-même sa méthode sur le malade devant nous et devant nos élèves.

Je veux donc apporter ici mon témoignage au professeur Abbott et le remercier d'avoir réservé à la France, parmi toutes les nations européennes, la primeur de la démonstration de sa belle et féconde découverte.

La Méthode d'Abbott
ou le Traitement des vieilles scolioses.

Voici à peu près textuellement la communication faite, au congrès de Paris, *au nom d'Abbott*, par mon assistant le Dr Privat et moi. Abbott, qui ne parle pas le français, nous avait priés de traduire sa pensée devant les congressistes, de projeter et d'expliquer ses clichés et de répondre aux objections qui pourraient lui être faites.

Il y a quatre ans, le professeur Abbott, de Portland, créait une nouvelle méthode de correction des vieilles scolioses. Ce traitement nous séduisit, et nous avons pu le mettre en pratique, grâce aux publications et aux lettres d'Abbott ; mais bien des détails de technique nous échappaient encore ; aussi avons-nous été heureux quand le célèbre orthopédiste américain voulut bien nous annoncer sa venue en France, à l'occasion du Congrès d'éducation physique. A Paris, nous avons pu causer longuement avec lui ; à Berck, nous l'avons vu à l'œuvre à l'Institut orthopédique. Nous avons pu ainsi nous pénétrer davantage de la théorie et de la technique de cette méthode. Enfin, le professeur Abbott a bien voulu nous demander de vous exposer sa méthode et de vous présenter ses clichés [1].

Tous ces documents nous permettent de donner ici l'exposé le plus exact de cette méthode, appelée à produire une révolution dans le traitement des vieilles scolioses.

1. Ce sont tous ces clichés d'Abbott que nous reproduisons ici, de la fig. 5 à la fig. 75.

I. — ORIGINALITÉ DE LA MÉTHODE D'ABBOTT. — Abbott dit : l'enfant qui écrit en attitude vicieuse a une scoliose physiologique, déviation latérale de l'épine et rotation des vertèbres (*fig.* 5).

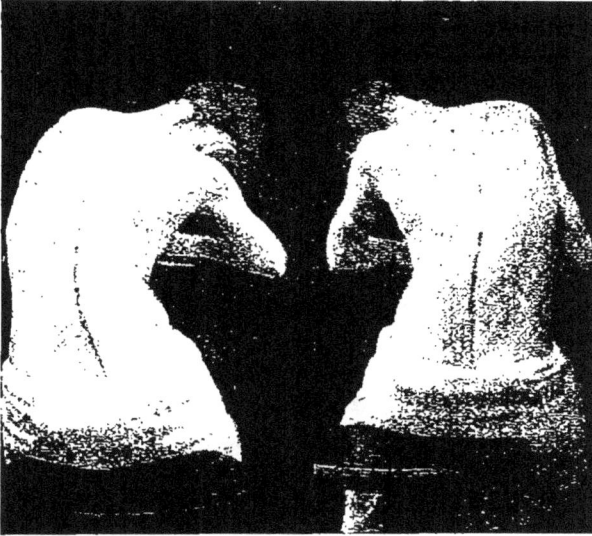

Fig. 5. — Enfant écrivant en attitude vicieuse. Il a une scoliose physiologique, déviation latérale de l'épine et rotation des vertèbres.

Fig. 6. — Ce même enfant normal est obligé, pour produire une scoliose physiologique de sens contraire, de fléchir sa colonne vertébrale.

Ce même enfant normal est obligé, pour produire une scoliose physiologique de sens contraire (hypercorrection de la première), de fléchir sa colonne vertébrale (*fig.* 6) ; car, dans l'extension, il lui est impossible de produire la rotation des vertèbres.

Donc si scoliose physiologique et scoliose pathologique

sont identiques, nous serons obligés, pour corriger la seconde, de mettre le dos du malade en flexion.

Pour démontrer l'identité de ces deux scolioses, Abbott prend un individu normal, en l'espèce un de ses élèves étudiant en médecine (*fig. 7 et 8*) : il lui met un corset destiné à produire une scoliose (*fig. 9*) et, lorsqu'il le retire du

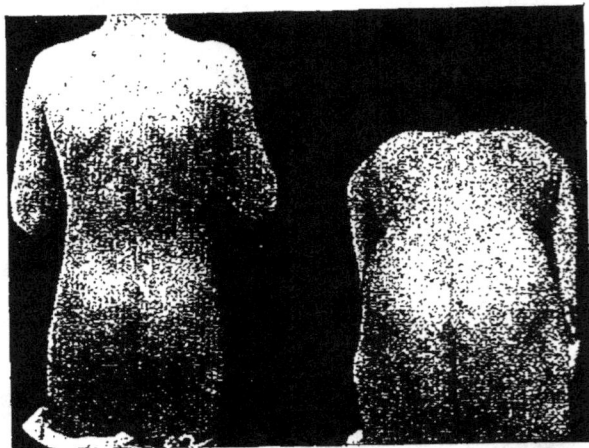

Fig. 7. — Etudiant en médecine normal sur qui Abbott va produire une scoliose.

Fig. 8. — Le même, pour montrer qu'il n'existe pas chez lui de rotation vertébrale.

plâtre, le sujet présente une scoliose droite (*fig. 10*) avec rotation des vertèbres (*fig. 11*). Il lui met alors un nouveau corset (*fig. 12*), destiné à hypercorriger sa scoliose droite en en produisant une seconde, mais celle-ci gauche, et, quand il sort de l'appareil, son élève a bien une scoliose gauche (*fig. 13*) avec rotation vertébrale (*fig. 14*).

La démonstration est faite et la *position en flexion* donnée au dos pour produire ces scolioses volontaires est la ca-

ractéristique du traitement d'Abbott. Sans doute, d'autres
points du traitement d'Abbott, comme sa table, son corset
et surtout la synthèse des mille détails de la technique ont
leur importance, mais ce ne sont pas eux qui caractérisent
la méthode, car ils avaient été conçus ou exécutés d'une

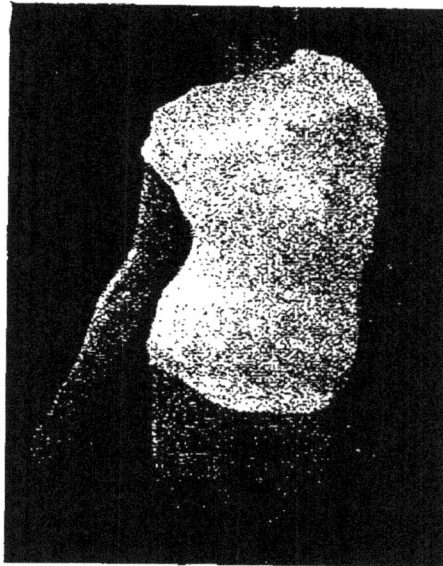

Fig. 9. — Le même, avec un corset destiné à produire
une scoliose droite.

manière plus ou moins analogue et, s'ils n'avaient pas
fourni les mêmes résultats que dans les mains d'Abbott,
c'est que la colonne vertébrale était toujours maintenue
dans l'extension.

Or, dans l'extension, les articulations des vertèbres entre
elles sont bloquées, il n'y a pas de mouvement possible ;
tandis qu'au contraire, dans la flexion, ces articulations

deviennent mobiles, et on peut, dans cette position, corriger la rotation des corps vertébraux, ce qui était la pierre
d'achoppement du traitement des vieilles scolioses.

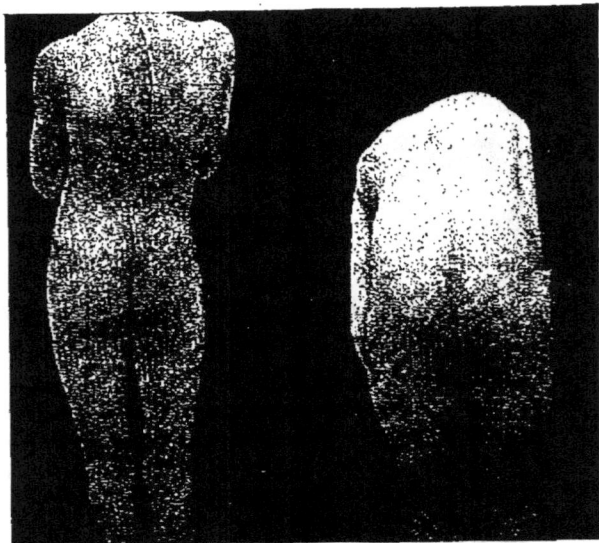

Fig. 10. — Le même avec   Fig 11. — Le même pré-.
une scoliose droite.   sentant une rotation des
                            corps vertébraux.

II. Comment Abbott obtient la correction des vieilles
scolioses. — Un chirurgien orthopédiste n'estime avoir
obtenu la correction d'une déviation du squelette que lorsqu'il a placé les os dans une nouvelle attitude vicieuse,
mais celle-ci de sens contraire à la première : c'est l'*hypercorrection* ; par exemple, un pied bot équin devra
devenir un pied bot talus.

Pour obtenir l'hypercorrection d'une scoliose, Abbott
use d'une table et d'un corset spécial.

La table ou mieux, suivant l'expression anglaise, le
cadre d'Abbott, est représentée sur les figures 15, 17, 18,
19, 20. Elle est formée par une série de cadres superposés
et reliés entre eux par des montants. Nous avons fait cons-

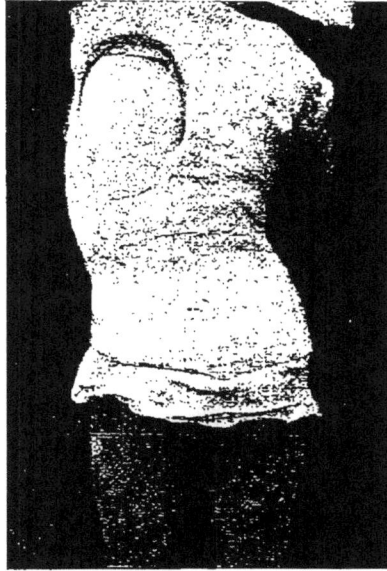

Fig. 12. — Le même dans un corset destiné à produire une scoliose
gauche, hypercorrection de la première.

truire cette table, d'après les indications d'Abbott, dans
les ateliers de l'Institut orthopédique de Berck.

Au cadre du milieu est fixée une pièce de toile : c'est le
lit d'Abbott, ou mieux le *hamac d'Abbott*.

Ce hamac est constitué par une forte pièce de toile taillée
d'une manière particulière (*fig.16*). Dans un rectangle de
toile, un peu plus long et un peu moins large que le dos
du malade, on coupe en biais à 45° un des petits côtés. On

a ainsi un trapèze rectangle dont les deux petits côtés sont fixés à deux barres maintenues perpendiculaires toutes deux aux grands côtés du cadre.

Il résulte de cette disposition que, lorsqu'on éloigne l'un

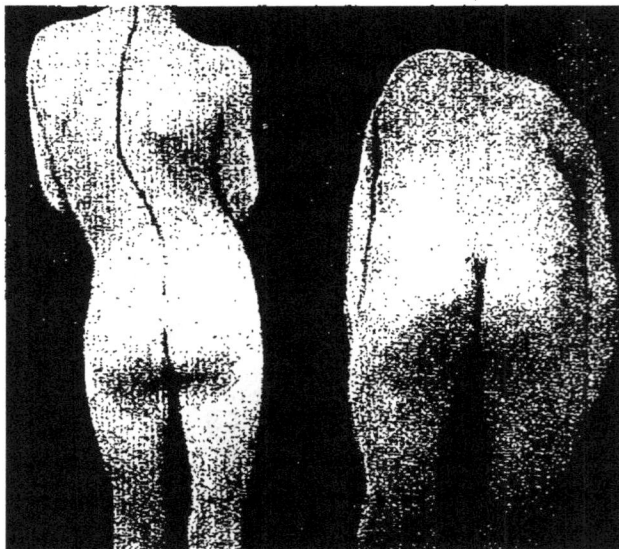

Fig. 13. — Le même avec une scoliose gauche.

Fig. 14. — Le même avec une rotation des corps vertébraux inverse de celle de la figure 11.

de l'autre les deux petits côtés du trapèze, une des bases se trouve fortement tendue, tandis que l'autre est lâche (*fig 15*).

On place le tronc du scoliotique sur ce hamac, de manière à ce que le côté convexe du dos repose sur la partie tendue de la toile ; la concavité, par conséquent, se trouve au-dessus de la partie lâche. Puis, à l'aide d'une poulie, on

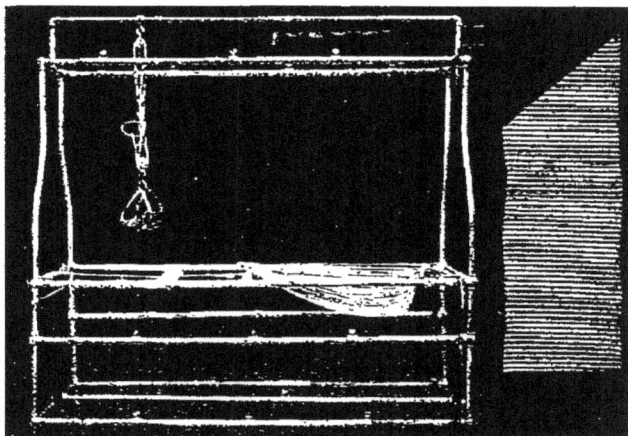

Fig. 15. — Le cadre d'Abbott.   Fig. 16. — Le hamac
d'Abbott.

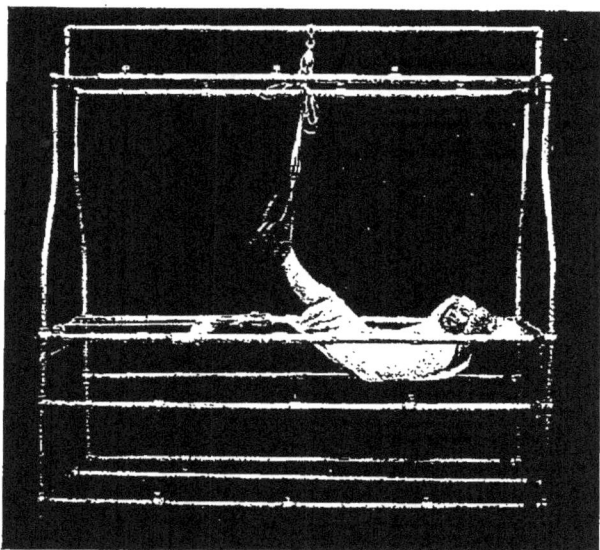

Fig. 17. — Enfant en flexion sur le hamac d'Abbott.

soulève les pieds, on place un oreiller sous la tête : la colonne vertébrale se trouve ainsi en flexion (*fig. 17*).

A l'aide des bandes, on exerce des tractions sur le tronc (voy. *fig. 18, 19, 20*).

Une bande à *trois chefs*, placée au niveau de la région

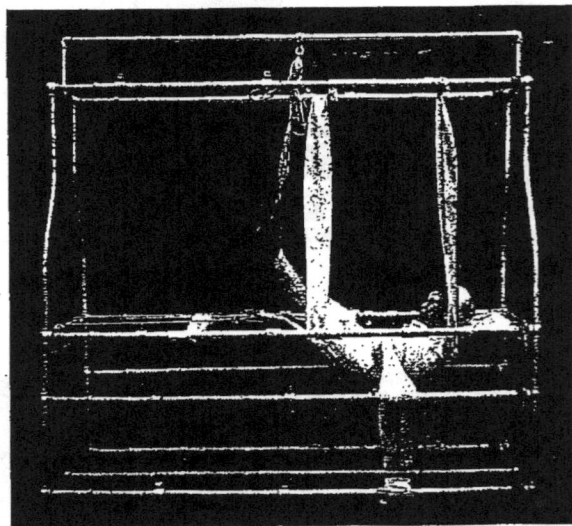

Fig. 18. — Enfant fixé au cadre d'Abbott, tel qu'il doit être placé pour la confection du corset (la bande verticale partant du bassin devrait être légèrement remontée).

saillante des côtes, tire d'une part latéralement sur cette voussure et d'autre part de haut en bas sur le tronc.

Une seconde bande à trois chefs tire le bassin d'une part vers le côté concave et d'autre part en haut.

Le bras correspondant à la concavité est tiré en haut et en avant ; l'autre bras est porté en bas et en arrière [1].

1. Nous reviendrons plus loin sur tous les détails de cette technique et de l'application de ces bandes (voir p. 51 et suivantes).

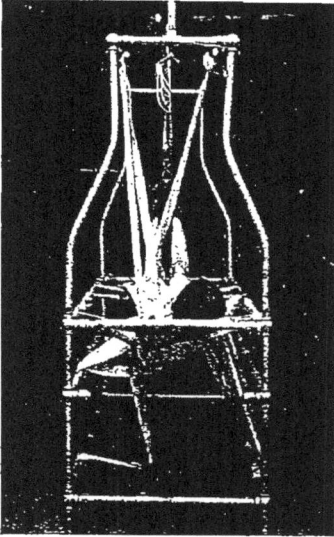

Fig. 19. — Le même vu par la tête.

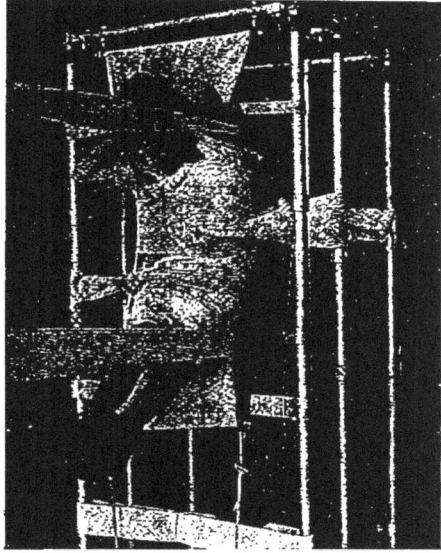

Fig. 20. — Le même vu de haut.

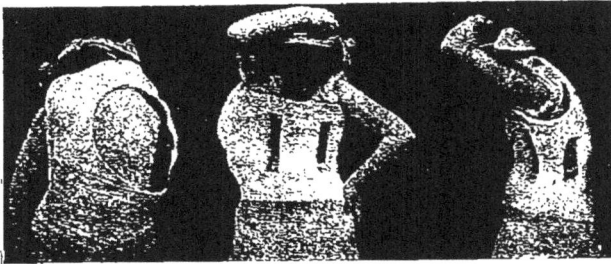

Fig. 21. — Corset avec la grande fenêtre de décompression.

Fig. 22. — Corset vu de face pour montrer la lucarne antérieure

Fig. 23. — Corset vu de côté pour montrer les lucarnes latérales

Le malade étant ainsi fixé sur le cadre, on attend un quart d'heure ou une demi-heure. Si les tractions sont trop fortes, on les diminue ; si, au contraire, les liens se relâchent, on les tend.

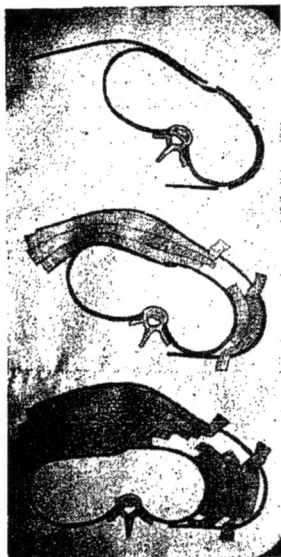

Peu à peu la déviation se corrige ; quand l'hypercorrection est atteinte, ou quand le chirurgien estime que la correction obtenue est suffisante (et elle peut l'être, même si l'hypercorrection n'est pas atteinte, car, dans le corset, le travail de correction se poursuivra), il met le corset. Si, au contraire, la déviation n'a pas suffisamment changé, on libère le malade, et, les jours suivants, on l'attache de nouveau sur le hamac pendant une heure, jusqu'à ce que, la correction étant suffisante, on puisse le plâtrer.

Fig. 21. — Coupe du thorax et du corset fenêtré.

Fig. 25. — La même après une compression faible. La correction commence.

Fig. 26. — La même après une forte compression. La correction complète est obtenue.

Quand l'hypercorrection n'a pas été obtenue avant de placer le corset, comment se produit-elle ?

Elle se produit grâce au dispositif particulier du corset d'Abbott. Au niveau de la concavité, on ouvre dans le corset une grande fenêtre de décompression, dépassant en arrière la ligne médiane (*fig. 21*).

Puis par de petites lucarnes rectangulaires situées, l'une

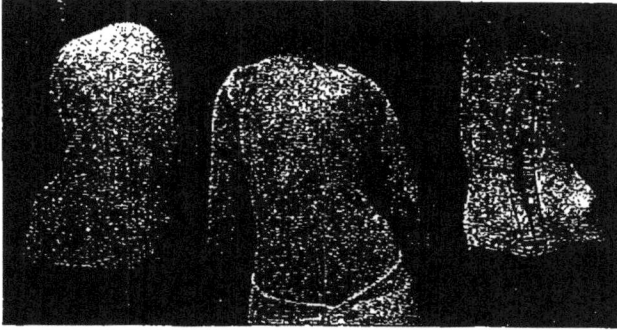

Fig. 27. — Corset en celluloïd pour scoliose gauche, vu de dos (hypercorrection).

Fig. 28. — Corset en celluloïd pour scoliose droite, vu de dos.

Fig. 29. — Corset en celluloïd pour scoliose gauche, vu de face.

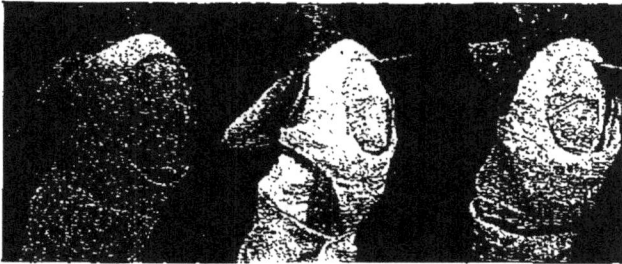

Fig. 30. — Malade ayant une scoliose gauche ; la rotation vertébrale est corrigée, mais il persiste encore une déviation latérale

Fig. 31. — On fait sauter le plâtre à la partie supérieure et à la partie inférieure du côté convexe, et on introduit sous le plâtre du côté concave des carrés de feutre.

Fig. 32. — On referme ensuite le corset.

sur la ligne médiane (*fig. 22*), les deux autres sur les lignes axillaires antérieure et postérieure (*fig. 23 et 24*), on glisse des carrés de feutre qui vont faire compression (*fig. 24, 25, 26*). Les uns, allant de la fenêtre médiane à la fenêtre

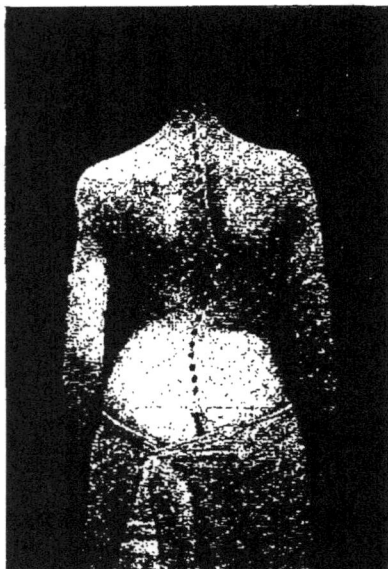

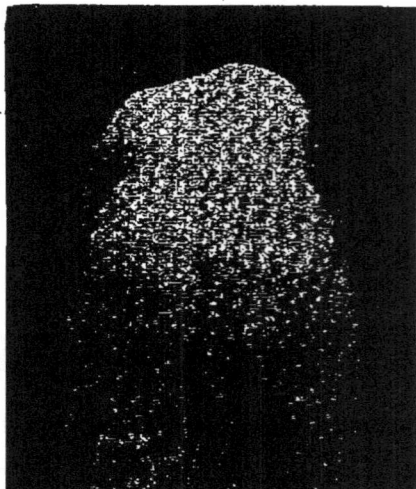

Fig. 33. — Une malade de 19 ans.

Fig. 34. — La même montrant la voussure costale due à la rotation des vertèbres.

de décompression, passeront d'avant en arrière sur les côtes et aideront à corriger la rotation ; les autres, réunissant les deux lucarnes latérales, presseront sur le côté du tronc et tendront à corriger la déviation latérale de la colonne vertébrale.

Sous l'effet de la pesanteur et du jeu de la respiration, comme l'a fort justement fait observer M. le professeur

Spitzy, le thorax tendra à s'évader par la fenêtre de décompression. En effet, les jours qui suivent l'application du corset, on voit les côtes faire de plus en plus hernie par l'ouverture du plâtre. Ce travail doit être surveillé

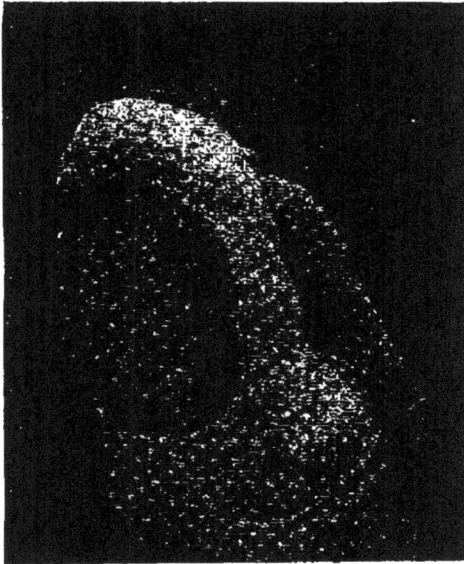

Fig. 35. — La même dans son corset, montrant l'hypercorrection des déviations latérales

très attentivement, car, parfois, il se fait très rapidement, et on peut se trouver en présence d'une hypercorrection difficile ensuite à corriger.

C'est donc par la position donnée au malade sur sa table, par la conservation et l'exagération de cette position dans son corset, qu'Abbott obtient l'hypercorrection cherchée.

III. CONSERVATION DE LA CORRECTION. — Quand le scoliotique se trouve depuis deux mois en hypercorrection,
c'est-à-dire quand il présente une scoliose de nom contraire
à celle pour laquelle il était traité, on le débarrasse de son
plâtre, mais on ne le laisse pas ainsi libre sans appareil,

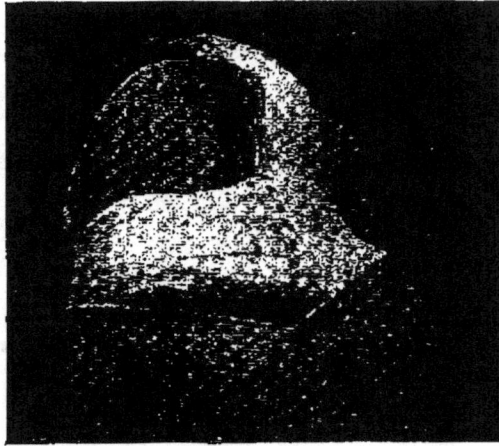

Fig. 36. — La même encore dans son corset, montrant l'hypercorrection de la rotation.

on lui met un corset en celluloïd (*fig. 27, 28, 29*). Ce corset
amovible maintient encore l'hypercorrection.

Pendant les six mois qui suivent son application, le malade conserve ce corset jour et nuit, il ne le retire que
deux fois par jour, pour pratiquer une gymnastique appropriée.

Après ces six mois, le corset est supprimé progressivement, d'abord pendant la nuit, puis un jour sur deux, etc.,

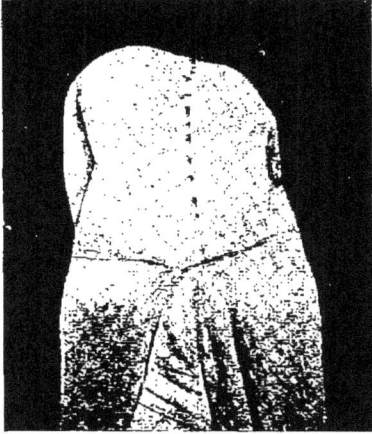

Fig. 37. — La même, montrant l'hypercorrection de la rotation après l'enlèvement du corset.

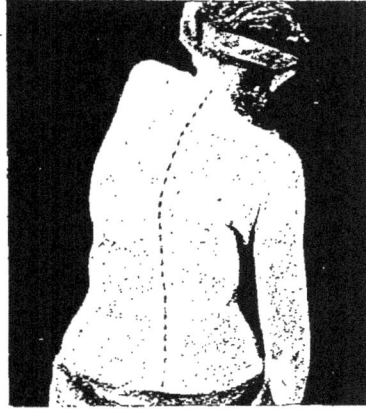

Fig. 38. — La même dans la posi-
sition d'hypercorrection obtenue
au sortir du corset.

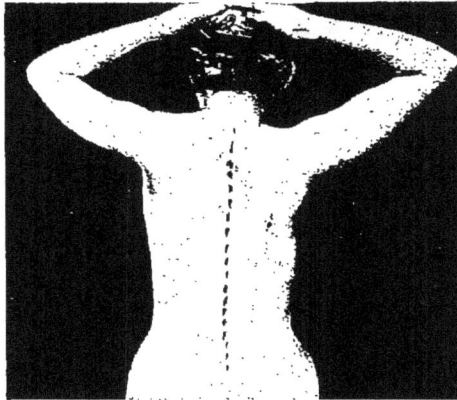

Fig. 39. — La même guérie.

de manière à être complètement abandonné au bout d'un an.

Le traitement est alors complètement terminé.

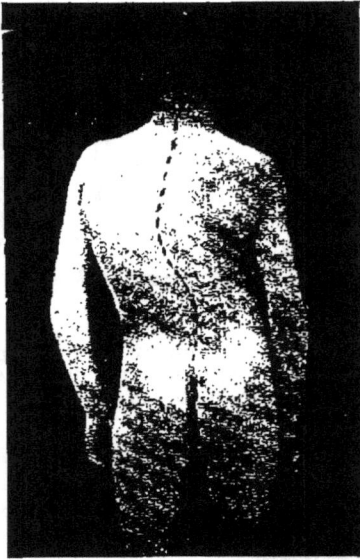

Fig. 40. — Un garçon de 15 ans.

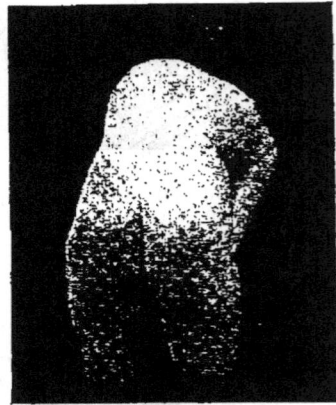

Fig. 41. — Le même, montrant la voussure costale.

La correction persiste-t-elle ? — Bien entendu, si la scoliose était due à un défaut d'équilibre des membres inférieurs et si cette cause persiste, la scoliose se reproduira, mais, dans les autres cas, la correction reste acquise.

Depuis déjà quatre ans, Abbott applique son traitement; les premiers malades soignés se trouvent donc débarrassés de tout appareil depuis trois ans ; or, ils sont restés droits.

Cela démontre amplement que la guérison est définitive.

IV. A QUELLES SCOLIOSES S'ADRESSE LA MÉTHODE D'ABBOTT ?
— Il est évident que les scolioses bénignes, commençantes,

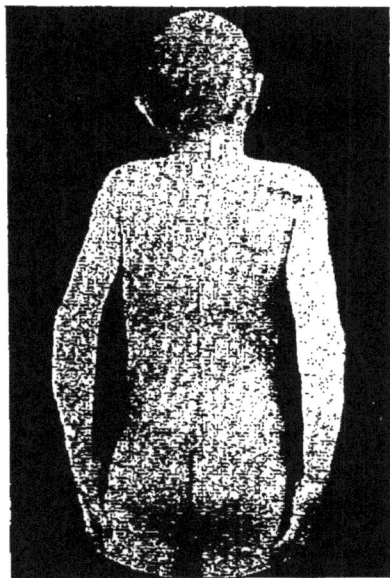

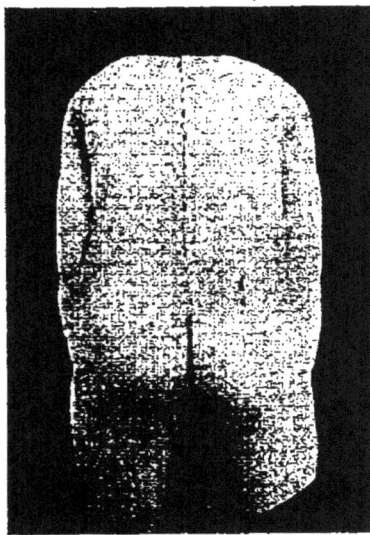

Fig. 42. — Le même guéri.   Fig. 43. — Le même guéri ; il n'y a
                                        plus de rotation des vertèbres.

du premier degré doivent continuer à être traitées par les
anciennes méthodes qui ont déjà fait leurs preuves [1].

Il est évident aussi que les scolioses, dues au mal de
Pott, sortent du domaine de la méthode d'Abbott. A
celles-là s'applique notre traitement des déviations du
mal de Pott.

1. Voir page 87 et fig. 86-87-88.

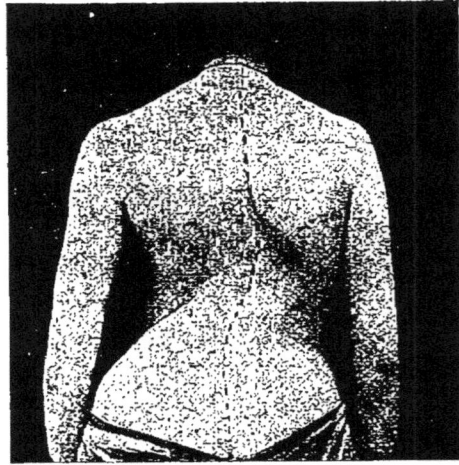

Fig. 44. — Une jeune fille scoliotique de 26 ans.

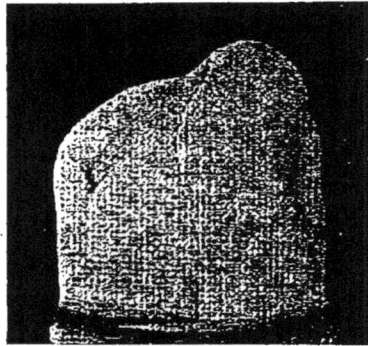

Fig. 45. — La même, montrant une volumineuse
voussure costale.

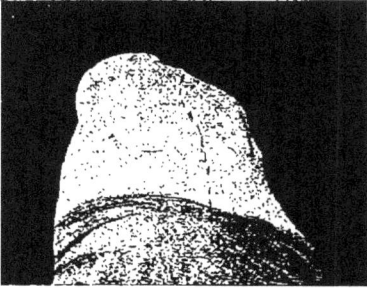

Fig. 46. — La même, montrant l'hypercorrection de la rotation vertébrale.

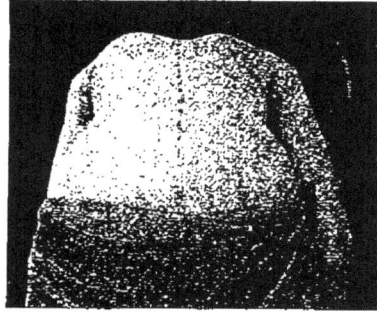

Fig. 48. — La même, montrant la correction de la rotation vertébrale.

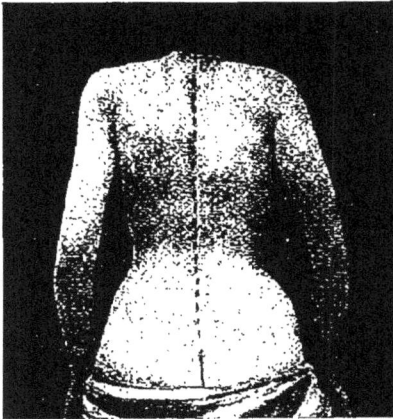

Fig. 47. — La même guérie.

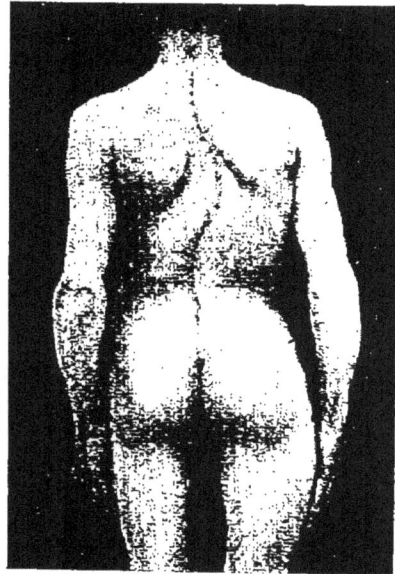

Fig. 49. — Garçon de 17 ans.

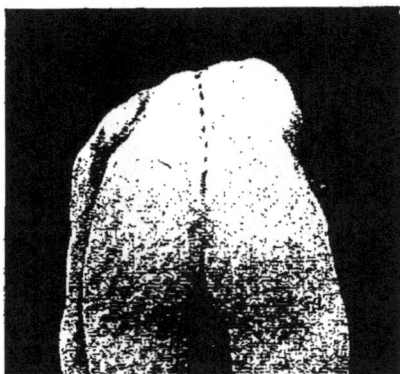

Fig. 50. — Le même montrant une forte rotation vertébrale

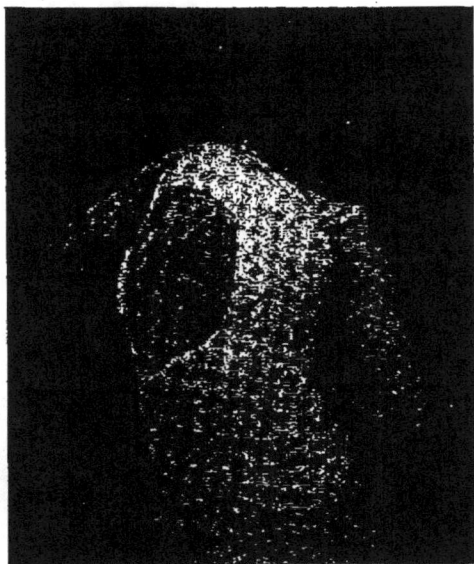

Fig. 51. — Le même en hypercorrection dans son corset

Seules, les *vieilles scolioses du troisième degré*, les mauvais cas, ceux pour lesquels la thérapeutique était jusqu'ici impuissante ou à peu près, ceux qui avaient fait dire que la scoliose était « l'opprobre de l'orthopédie », doivent être traités par cette méthode.

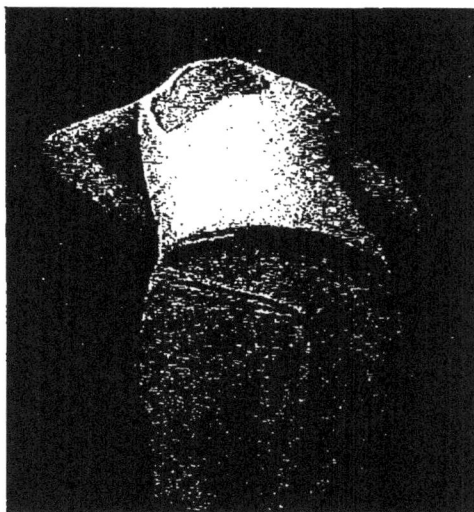

Fig. 52. — Hypercorrection, dans le corset, de la rotation vertébrale.

Mais tous les mauvais cas sont-ils justiciables de la méthode d'Abbott ? Y a-t-il des cas limites ?

Dans la communication qu'il a faite au Congrès d'éducation physique, le professeur Abbott s'est posé à lui-même cette question, et il y a répondu en montrant les photographies reproduites ici de la figure 64 à la figure 67.

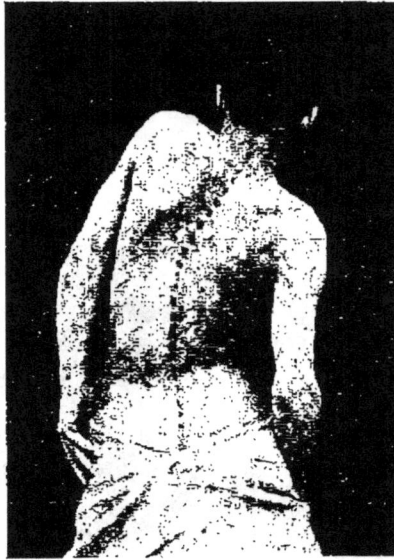

Fig. 53. — Position d'hypercorrection obtenue au sortir du plâtre.

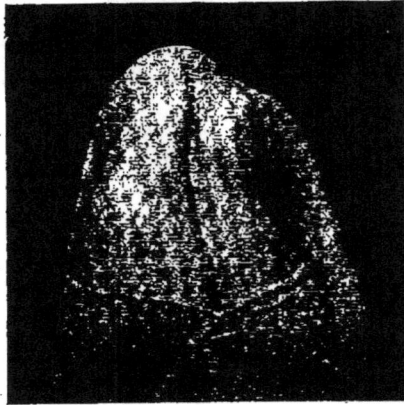

Fig. 54. — Voussure costale gauche, c'est-à-dire de sens contraire à celle constatée avant le traitement (voy. fig. 50).

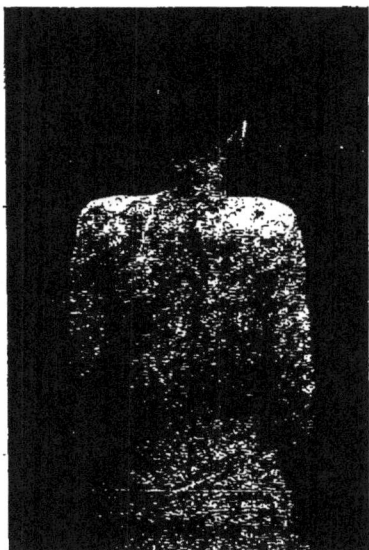

Fig. 55. — Le même après trois semaines d'exercice : l'hypercorrection persiste encore, elle disparaîtra petit à petit, grâce à la gymnastique.

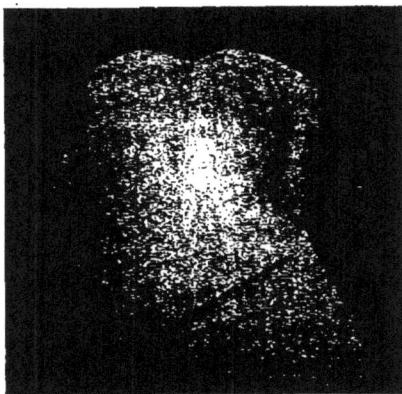

Fig. 56. — Le même, montrant la correction de la rotation vertébrale.

Cependant, il a ajouté dans les conversations qu'il a eues avec nous : « Sans doute, il peut y avoir quelques cas qui résisteront à cette méthode, ceux par exemple qui présenteraient un angle costal trop aigu, ceux qui s'accompa-

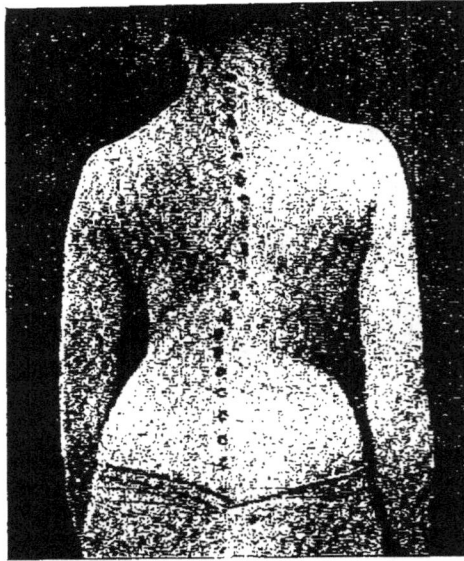

Fig. 57. — Jeune fille atteinte de scoliose grave.

gneraient de malformations trop marquées des corps vertébraux, ceux dont le début serait trop ancien ; mais ces scolioses doivent être très rares et dans tous les cas peuvent être beaucoup améliorées ».

Est-ce à dire que tout le monde obtiendra des résultats aussi beaux que ceux d'Abbott ?

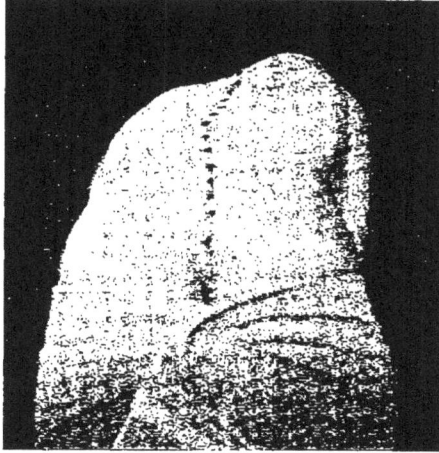

Fig. 58. — La même montrant une rotation vertébrale.

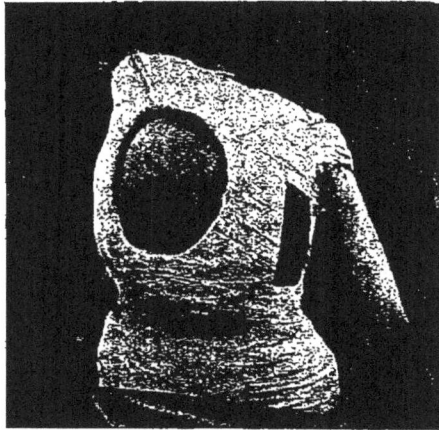

Fig. 59. — La même en hypercorrection dans le corset plâtré.

3

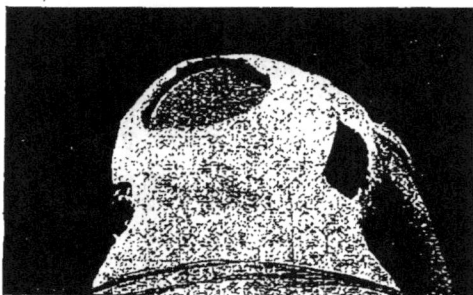

Fig. 60. — La même, dans son corset, montrant l'hypercorrection de la rotation vertébrale.

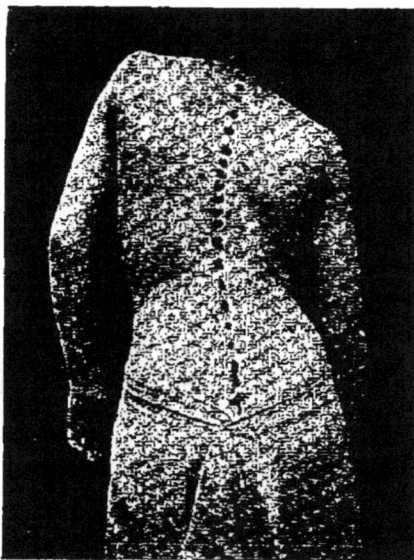

Fig. 61. — La même en hypercorrection au sortir du plâtre.

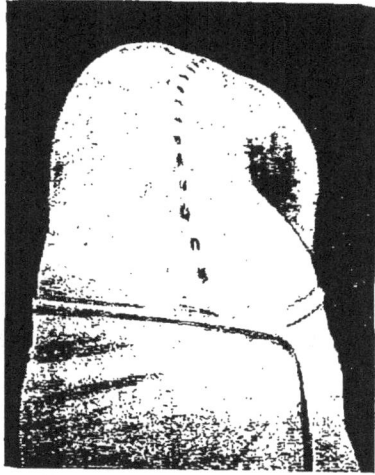

Fig. 62. — La même au sortir du corset plâtré, montrant l'hypercorrection de la rotation vertébrale.

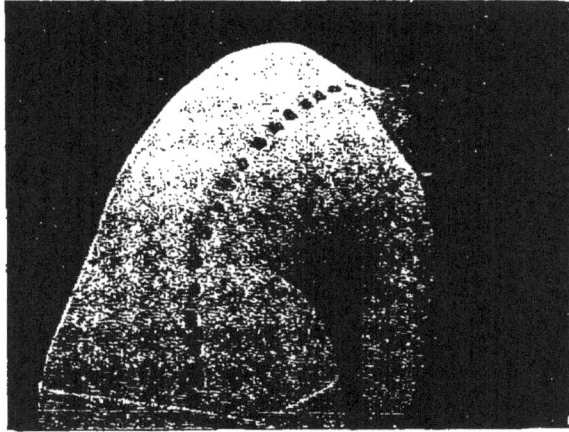

Fig. 63. — La même pour montrer la mobilité du dos.

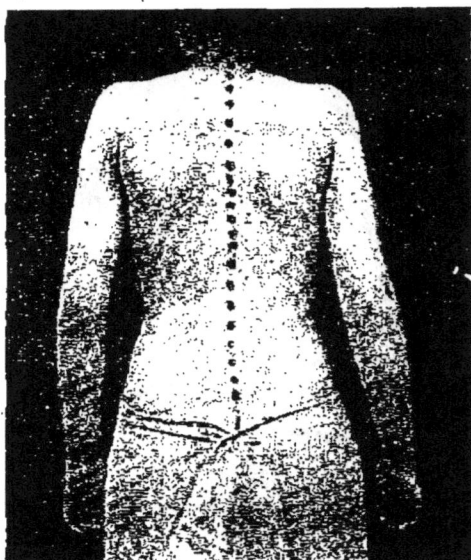

Fig. 64. — La même, trois semaines après l'enlèvement du plâtre.

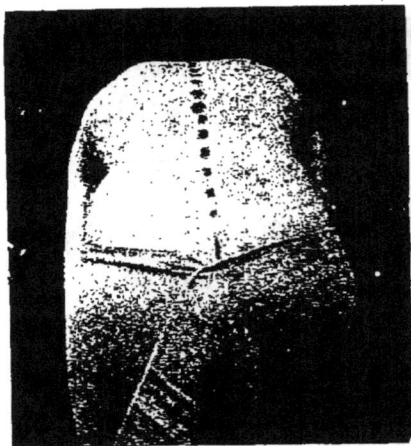

Fig. 65. — La même, trois semaines après le plâtre ; la rotation
vertébrale a disparu.

Non, il faut être très familiarisé avec la technique assez compliquée de ce traitement pour attaquer et vaincre des difformités très accusées. Il ne faudrait donc pas conclure, des mauvais résultats obtenus en de certaines mains et sur certains cas, à l'inefficacité de la méthode. D'ailleurs,

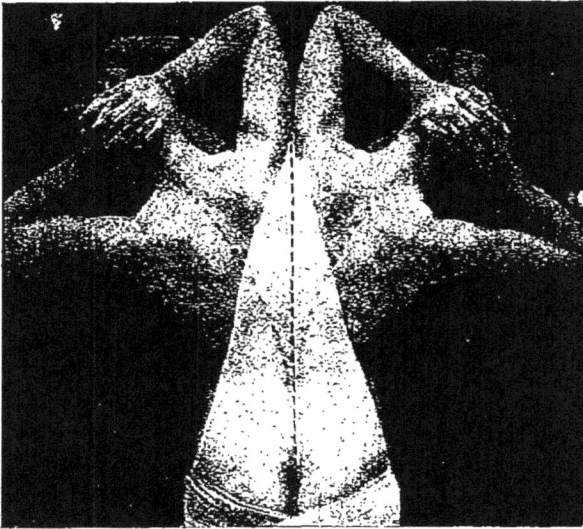

Fig. 66. — La même, six mois après le plâtre, rectitude et souplesse du dos.

comme le dit Abbott, ces cas deviendront de plus en plus rares au fur et à mesure que son traitement sera plus connu, car ces malades auront tous et toujours été vus par un médecin qui aura pu les soigner ou les faire soigner pendant la période de curabilité de leur affection, et, de même que la luxation congénitale de la hanche et les gibbosités du mal de Pott sont guérissables à un certain âge et ne le sont plus à une époque plus tardive, de même les scolioses du troisième degré sont toujours curables à un moment

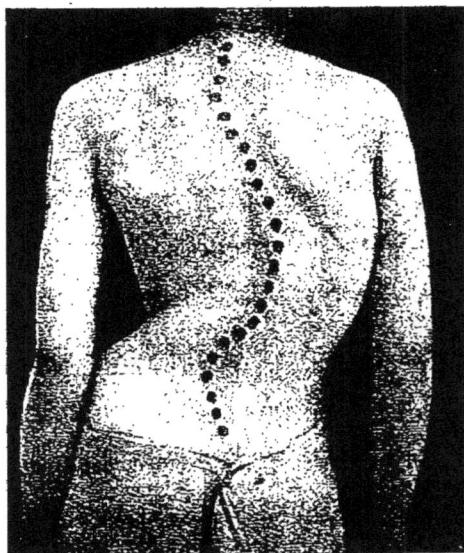

Fig. 67. — Scoliose très grave. En présence d'un cas aussi avancé, le professeur Abbott se demande s'il n'existe pas des cas limites, au delà desquels la méthode est impuissante. Il ne répond pas et montre les photographies suivantes.

par la méthode d'Abbott. C'est là un progrès considérable et l'on doit en féliciter chaleureusement l'inventeur de la méthode.

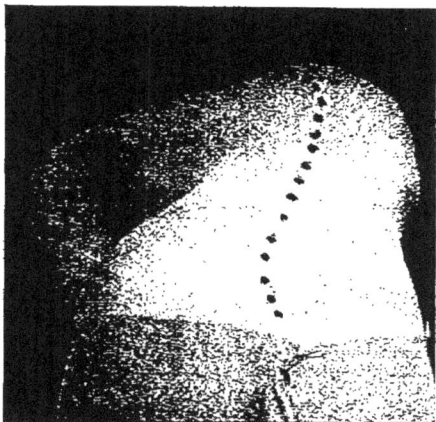

Fig. 68. — La même. Il y a une énorme rotation vertébrale.

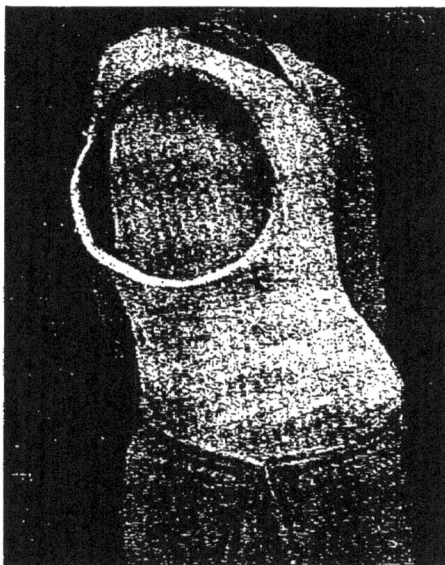

Fig. 69. — La même dans son corset.

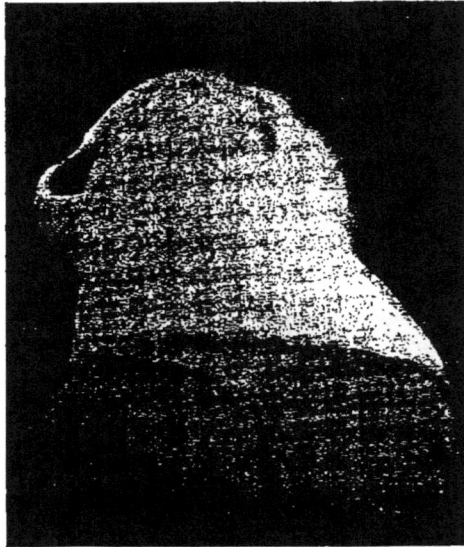

Fig. 70. — La même dans son corset, montrant que la voussure
costale a changé de côté.

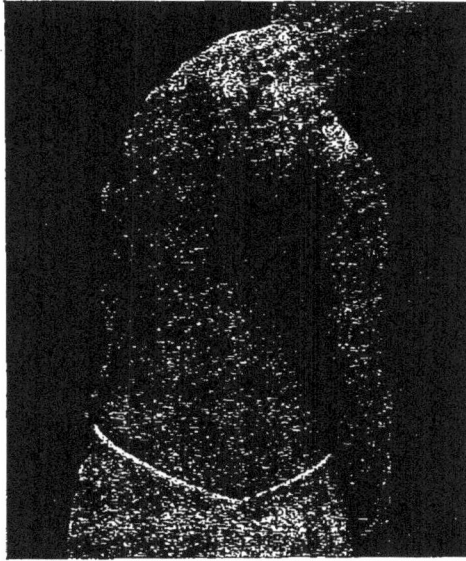

Fig. 71.— La même en hypercorrection au sortir du corset de plâtre.

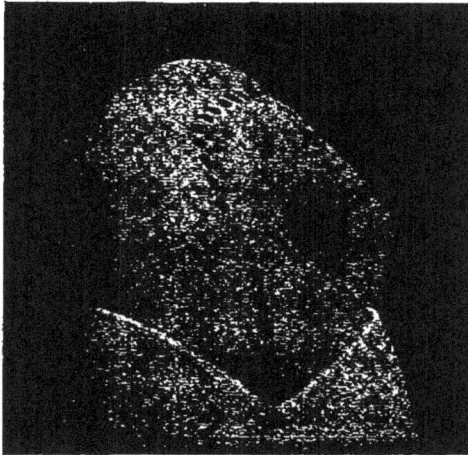

Fig. 72. — La voussure costale a changé de côté.

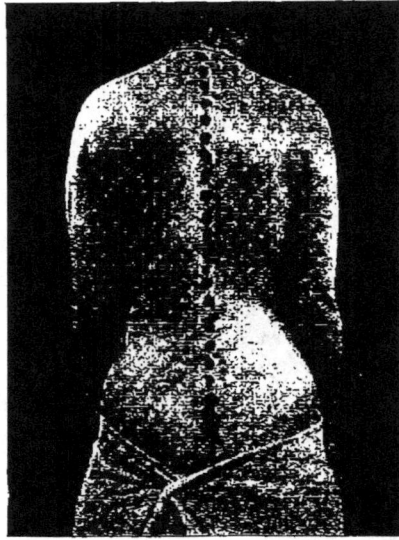

Fig. 73. — La même complètement redressée.

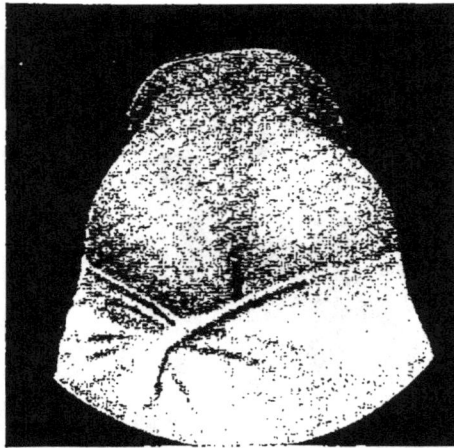

Fig. 74. — Les cotes font la même saillie des deux cotés.

III

La technique de la méthode d'Abbott

A. — Quelques considérations préliminaires sur la scoliose et sur les anciens traitements.

La scoliose ! Pour tous ceux qui s'occupent d'orthopédie, il n'est pas de maladie plus commune ; et il n'en était pas (jusqu'à ce jour) de plus ingrate, de plus déconcertante, de plus désespérante.

Mais sait-on bien toute la fréquence du mal, sait-on que sur 100 jeunes filles prises en bloc, on en trouve 10 au moins qui ont une déviation latérale du rachis ? En Suisse, il est des cantons où l'on a compté jusqu'à 28 et 29 scoliotiques pour 100 écolières.

On peut affirmer, que dans la France seule, il y a plus d'un million de scoliotiques.

Quant à la gravité du mal, inutile de la souligner, inutile de rappeler les si fâcheuses conséquences de la scoliose « qui gâte » et rapetisse la taille, déforme le thorax, et rétrécit le bassin — d'où l'amoindrissement esthétique, vital, sexuel de toutes celles qui sont frappées.

Et contre ce mal que pouvions-nous ? Rien ou presque rien, dès que la déviation latérale s'était compliquée de torsion des vertèbres, c'est-à-dire presque toujours et presque tout de suite.

A partir de ce moment, nos efforts étaient à peu près vains. Notez que la très grande majorité des scolioses qui

aboutissent à la bosse latérale, à la « côte de melon »,
avaient pourtant reçu, dès la première heure, des soins
empressés, qu'on avait continués régulièrement pendant
des années ; mais rien n'avait pu corriger la déviation, bien
pis, rien n'avait pu l'enrayer, on l'avait vue d'année en
année s'aggraver constamment et fatalement. C'est là l'his-
toire du plus grand nombre de scoliotiques.

Vous comprenez dès lors comment un médecin nous
conduisant sa fille scoliotique pouvait nous dire : « J'aurais
mieux aimé pour elle n'importe quelle autre déviation :
oui, plutôt une luxation congénitale de la hanche, un mal
de Pott, un pied bot, parce que ces maladies se peuvent
guérir intégralement. Mais une scoliose ! ! Au reste, ajou-
tait-il, ne l'avez-vous pas appelée vous-même « l'opprobre
de l'orthopédie ? »

Eh oui, malgré les gymnastiques les plus « savantes »
et les plus modernes, malgré les machines à détorsion les
plus compliquées et les plus impressionnantes, d'autant
plus impressionnantes qu'elles étaient plus compliquées,
chaque auteur ayant, bien entendu, la sienne qu'il décla-
rait la seule bonne, nous étions, contre la scoliose, à peu
près désarmés...

Les augures étaient bien obligés de se l'avouer, dans
l'intimité. Nous tenons de la bouche de deux des plus
grands orthopédistes d'Allemagne, que jamais ils n'ont
obtenu de correction positive par ces fameux appareils de
détorsion — qu'ils continuent cependant d'employer, nous
disaient-ils, parce qu' « il faut bien faire quelque chose ».

Ainsi donc, pour toutes les scolioses avec torsion vertébrale, laquelle apparaît presque dès le début du mal, correction nulle ou inappréciable si l'on s'en tient à la gymnastique et à la mécanothérapie.

Mais accordons pour un instant que ces manœuvres ou ces machines puissent corriger séance tenante la torsion des vertèbres. Cette séance ne dure guère qu'une heure par jour ; et donc pendant les 23 heures qui suivent, la torsion aura tout loisir de se reproduire.

Comment le résultat se maintiendrait-il chez les scoliotiques si nombreux, qu'on laisse aller et venir sans corset dans l'intervalle des séances ? Mais les autres, ceux qui portent des corsets, sont logés à peu près à la même enseigne : ces corsets orthopédiques n'étant guère que des « trompe-l'œil », des « cache-misères », de simples ceintures, qui au lieu d'imposer leur forme au tronc, subissent la forme de ce tronc dévié, corsets qu'il suffit de regarder pour se convaincre de leur insuffisance à maintenir la détorsion supposée obtenue.

Comparons les conditions du traitement dans la scoliose et dans le pied bot.

Ici dans le pied bot, nous sommes sûrs, dans la séance dite de correction, d'avoir raison des divers facteurs de la déviation, parce que nous avons une prise *immédiate* et *précise* sur chacun d'eux. — Contre les facteurs de la scoliose, quelle prise mauvaise !

Dans le pied bot, cette correction ou mieux cette hypercorrection une fois obtenue peut être facilement et sûrement maintenue avec un plâtre. Dans la scoliose, ce maintien n'est pas possible avec les corsets ordinaires.

Et voilà pourquoi, depuis longtemps, devant l'impuissance reconnue de tous ces traitements ordinaires de la scoliose, nous avions cherché autre chose.

Il y a plus de 15 ans que nous avions dit : si l'on veut guérir la scoliose, il faut la traiter comme un pied bot, il faut, ou il faudrait, par des manœuvres de redressement modelant, arriver, en une ou plusieurs fois, à la correction ou même à l'hypercorrection. Il faudrait ensuite fixer le résultat avec un grand plâtre.

A cette double tâche, nous avons travaillé de notre mieux. Nous avons demandé la correction au redressement forcé sous chloroforme, tirant, poussant et détordant le rachis scoliotique, avec une machine que nous avions fait construire à cet usage par Mathieu. Nous avons maintenu la correction avec notre grand plâtre qui va du trochanter à la base du crâne. Et enfin nous avons mis et gardé nos malades au repos, dans la position couchée, pendant 1 et 2 ans.

Et sans doute nous avons obtenu des résultats et même nous avons eu dans la scoliose rachitique des petits enfants (jusqu'à 7 ans) des guérisons complètes et durables. Mais chez les sujets plus âgés, ce n'a été, malgré tous nos efforts, que des corrections d'un tiers ou de moitié (nous parlons de la correction qui persistait). C'était quelque chose, c'était même beaucoup là où les autres n'obtenaient rien : mais ce n'était point la guérison tant recherchée.

Et pourquoi n'avons-nous pas eu mieux ? Parce que chez les sujets de plus de 7 ans (nous ne parlons ici que des scolioses fixées) si nous avons pu obtenir souvent la correction, jamais, même sous chloroforme, nous ne sommes arrivés à une véritable hypercorrection : dès lors, ces malades, dès qu'ils étaient « lâchés » (libérés de tout appareil et remis sur pieds), perdant forcément bientôt sous l'influence de la pesanteur quelque chose de leur rectitude, avaient une amorce nouvelle de déviation ; celle-ci progressait de nouveau et en fin de compte nous voyions s'évanouir moitié de leur correction primitive.

D'où cette conclusion : SANS HYPERCORRECTION PRÉALABLE, PAS DE GUÉRISON DURABLE, c'est une loi d'orthopédie.

Voilà où nous en étions, lorsque Abbott s'étant engagé dans la même voie que nous, a, lui, atteint ce but que nous n'avions fait qu'approcher.

Abbott a dénoué le nœud gordien.

Et comment?

Il a réussi à obtenir l'hypercorrection parce qu'il l'a cherchée dans la flexion du rachis, tandis que nous la cherchions dans l'extension.

Abbott a démontré cliniquement et anatomiquement que c'est dans la flexion seule que le rachis est assez mobile pour se détordre, dans la flexion seule que les apophyses articulaires sont assez dégagées pour tourner. Au contraire, dans l'extension la colonne vertébrale est *bloquée*, elle ne peut se détordre, si ce n'est chez les enfants où les côtes sont assez mobiles pour tourner sur place. (Et ceci nous explique comment nous avions pu, chez les tout petits enfants jusqu'à 7 ans, obtenir des corrections véritables et durables).

Il a montré que la scoliose du type commun se produit dans la flexion du tronc. La scoliose « habituelle » se produit dans la position prise par l'enfant à l'école, assis devant un pupitre : il se penche en avant et s'incline sur un côté avec une épaule (presque toujours la droite) levée et l'autre épaule (gauche) abaissée ; si le corps est maintenu dans cette position, on verra se produire une scoliose à convexité dorsale droite caractérisée par une inclinaison latérale du rachis et une rotation des vertèbres dans le même sens.

Pour obtenir une guérison, nous devrons donner au tronc

une direction inverse, nous devrons produire une scoliose
de sens contraire. Pour y réussir, il est évident que la
colonne vertébrale devra être fléchie; l'épaule du côté
convexe abaissée et portée en arrière, l'épaule du côté
concave élevée et portée en avant.

Par des tractions, l'on pourrait à la rigueur arriver à la
correction de la courbure latérale ; mais la rotation, élément capital des vieilles déviations scoliotiques, resterait
la même ; et si l'on ne corrige pas la rotation, impossible
d'avoir des guérisons véritables.

Voilà donc le 1er et le plus grand mérite d'Abbott :
d'avoir montré la nécessité de la mise en flexion du rachis
scoliotique, pour le guérir.

Il a eu bien d'autres mérites. Par exemple, celui d'avoir
trouvé de meilleures prises que ses prédécesseurs pour
agir sur les divers segments du rachis scoliotique, les
pousser et les tordre en sens inverse. Nous verrons comment.

Autre mérite d'Abbott : celui d'avoir indiqué le moyen
de faire un redressement progressif et doux. Il s'agit d'atteindre l'hypercorrection : si on le peut d'un coup dans les
cas faciles, il est impossible, ou plutôt il serait trop dan-
gereux d'y arriver d'emblée, dans les cas difficiles. Il faut
ici pouvoir augmenter et compléter la correction dans les
jours et les semaines qui suivent la séance de correction —
ce que Abbott réalise au moyen de fenêtres multiples et
bien combinées, pratiquées dans le plâtre : ces fenêtres
permettent d'introduire des coussins de compression ici
et là pour faire saillir dans tel point les côtes déprimées,
les pousser et déprimer dans tel autre point, etc.

Voilà très sommairement indiqués les moyens dont Abbott s'est servi pour résoudre ce problème complexe qu'était la guérison de la scoliose.

Ce rapide aperçu vous permet déjà de vous rendre compte de toute l'originalité de sa méthode.

Résumons-nous :

Pour corriger la scoliose, nous devons de toute nécessité hypercorriger, nous devons faire une scoliose de sens inverse ; nous devons ensuite fixer cette hypercorrection dans un plâtre inamovible.

C'est ainsi que nous faisons pour guérir les autres déviations : exemple le pied bôt.

Et pour obtenir l'hypercorrection, il nous faudra mettre le rachis non pas en extension, comme on faisait jusqu'alors, mais en flexion.

Passons maintenant à l'exposé des détails de la technique.

B. — La technique de la méthode

Cette technique est compliquée, minutieuse et délicate — et si quelques-uns de ceux qui ont essayé, en France, de cette méthode n'ont pas obtenu de résultat, c'est qu'ils n'ont pas su l'appliquer comme il fallait[1] (*fig. 15 à fig. 20*).

Prenons le cas, de beaucoup le plus commun, celui d'une scoliose dorsale à convexité droite.

Pour réaliser la flexion nécessaire de la colonne vertébrale, nous coucherons le malade sur un cadre qui fait partie d'un appareil spécial. Cet appareil, table d'Abbott, est constitué par des barres d'acier pouvant tourner sur elles-mêmes, formant autant de treuils qui servent à tendre

1. Nous la donnons ici telle que Abbott l'a appliquée dans notre service de l'Institut orthopédique de Berck.

les bandes de traction. Nous avons modifié cette table en prenant des barres fixes sur lesquelles glissent de petits treuils mobiles ; ce qui nous permet de tendre séparément deux bandes fixées sur la même barre.

Le hamac est de toile souple, cependant résistante ; il présente la forme d'un trapèze. Deux tiges métalliques passent dans un ourlet ménagé sur les petits côtés de ce trapèze et sont disposées parallèlement sur le cadre de façon à pouvoir s'écarter l'une de l'autre. Des 2 grands côtés l'un se trouve tendu par l'écartement de ces tiges et répondra au côté convexe de la scoliose, l'autre reste flottant et répondra au côté concave.

PRÉPARATION DU MALADE

Le malade est revêtu de 2 jerseys entre lesquels on glisse des coussins de feutre, de 2 à 3 centimètres d'épaisseur, dont les uns devront rester en place, les autres au contraire devant être retirés aussitôt le plâtre terminé.

1. *Coussins qui resteront* : Un large coussin presque rectangulaire, embrassant tout le côté convexe du thorax, allant des apophyses épineuses au bord du sternum, et du niveau de la clavicule à celui de la dernière fausse côte.

., Un deuxième coussin, de la grandeur de la main, sur le sacrum.

Un 3e et un 4e, de dimensions à peu près égales, sur les crêtes et les épines iliaques

2. *Coussin qui sera retiré* : Un très épais coussin fait de 3 épaisseurs de feutre et comblant tout le côté concave du thorax, allant des apophyses épineuses à la ligne axillaire antérieure.

MISE EN POSITION DU MALADE

Le malade est couché sur le hamac, le côté convexe reposant sur le bord tendu. La tête est soulevée par un petit oreiller. Les pieds sont suspendus à la barre supérieure de l'appareil, de façon à obtenir une flexion des cuisses sur le bassin à 45°. Au niveau de la nuque et des fesses, le hamac est soutenu par des sangles bien tendues.

APPLICATION DES BANDES DE TRACTION

On prend 3 bandes, chacune à 3 chefs, faites séance tenante en réunissant, par l'un des bouts, 3 bandes de 20 centimètres de large et de 2 mètres de long.

a) La première de ces bandes (à 3 chefs) sera appliquée au niveau du sommet de la courbe, les 2 autres au niveau des extrémités de cette courbe.

. Ainsi donc la première de ces bandes sera appliquée un peu au-dessous de l'aisselle sur le thorax ; la ligne de réunion des 3 chefs placée en arrière sur le côté convexe à 2 doigts en dedans de la ligne axillaire postérieure.

De là, un des chefs se dirigera (sur le dos) transversalement devant le thorax vers le côté gauche également. Les 2 chefs extrêmes, c'est-à-dire le chef postérieur et le plus superficiel des chefs antérieurs, viendront se fixer sur la barre latérale moyenne du côté gauche de la table. Cette barre est située à un niveau inférieur à celui du hamac et les bandes qui se fixent sur elle tirent ainsi le thorax non pas directement du côté opposé, mais obliquement en dehors et en bas (vers le sol).

Le 3e chef, celui qui se trouve compris maintenant entre les 2 autres, est fendu et les deux lanières, conduites verticalement en bas, laissant passer librement dans leur intervalle le chef postérieur qui les croise, vont se réfléchir sur la barre inférieure médiane [1] et se fixer ensuite sur la barre latérale inférieure du côté gauche.

L'action de ce 3e chef est facile à comprendre, il exagérera la flexion du tronc, réduira la convexité des côtes antérieures à gauche (à ce niveau il sera nécessaire d'interposer entre le thorax et la bande un petit coussin de feutre), enfin et surtout, il servira à *délordre* la colonne vertébrale.

b) La 2e bande à 3 chefs destinée à agir sur l'extrémité supérieure de la courbe scoliotique s'applique à l'épaule gauche ; le point d'union des 3 chefs sera placé sur la verticale passant par le milieu de l'omoplate : 2 des chefs passant l'un en avant et l'autre en arrière de l'épaule iront se fixer directement sur la barre latérale droite de la table au même niveau ; le 3e chef sera élevé perpendiculairement et fixé à la barre latérale gauche du baldaquin qui surmonte la table.

Cette bande, on le voit, a pour but de tirer à droite l'extrémité supérieure de l'arc qui constitue la scoliose et d'attirer en avant l'épaule gauche, pour *délordre* à ce niveau la colonne vertébrale.

c) La 3e bande destinée à agir sur l'extrémité inférieure de la courbe s'appliquera sur la région lombaire et le bassin : le milieu de cette bande sera placé en arrière sur la fesse gauche : 2 chefs embrasseront le bassin et viendront se fixer sur la barre latérale supérieure de la table à droite,

---

1. Cette barre ne doit pas être tout à fait médiane, mais un peu plus rapprochée du côté concave (ici le côté gauche).

sur la même barre que celle où sont fixés les 2 premiers chefs de la bande de l'épaule. Le 3e chef, chef de *délorsion*, sera conduit en haut pour se fixer selon le cas à l'une ou l'autre barre latérale du baldaquin, généralement à la barre droite (supérieure).

d) Une 4e bande, simple, est passée en anse sur l'épaule droite et ses 2 chefs se fixent sur la barre inférieure de la table du même côté pour porter cette épaule en arrière, et légèrement vers les pieds.

Des carrés de feutre auront été préalablement disposés sous l'épaule gauche et sur l'épaule droite au-dessous des bandes pour que les pressions soient régulièrement réparties.

Cela fait on va commencer à tendre les bandes en se servant de petits treuils.

On s'occupe d'abord des chefs chargés des *tractions latérales* (et qu'on tend progressivement) : au niveau du sommet de la courbe, puis au niveau de ses deux extrémités. Ensuite on s'occupe des chefs de *délorsion* qui seront tendus autant que le malade pourra le supporter (sans trop protester).

Enfin la bande qui repousse en arrière l'épaule droite sera tendue à son tour.

La correction

Sous l'influence de ces tractions et délorsions multiples on voit se produire la correction, doucement et lentement.

Les malades supportent assez bien ces manœuvres quand elles sont méthodiques et progressives.

Jusqu'où doit-on pousser cette correction immédiate ?

Cela dépend du degré et de l'ancienneté de la déviation, de la souplesse et de l'endurance du sujet.

Il faut toujours agir avec prudence et tenir compte des réactions du patient.

Nous aimons mieux, en l'espèce, pécher par excès de précaution que par défaut : car nous savons que d'autres chirurgiens ont eu des accidents en voulant pousser trop loin du premier coup cette correction.

Lorsqu'on a l'hypercorrection ou bien que la correction est jugée suffisante pour l'instant, on s'occupe de fixer le résultat à l'aide d'un plâtre.

Il faut construire un plâtre très solide et très épais (1 cent. 1/2 environ) car il sera perforé de larges et multiples fenêtres, et les « ponts » intermédiaires devront servir à des compressions très énergiques.

On construit l'appareil avec des bandes plâtrées ordinaires qu'on applique autour du bassin et du thorax avec des attelles plâtrées ou carrés de renforcement.

A noter que ces attelles sont difficiles à appliquer dans le dos, leur passage étant gêné par les bandes de traction et de détorsion. Il faut n'employer que des attelles assez étroites ou bien les fendre à la rencontre des bandes de toile, en faisant ensuite chevaucher les 2 chefs l'un sur l'autre.

L'appareil doit déborder en avant et en haut l'épaule droite pour la repousser en arrière, il doit déborder en arrière et en haut l'épaule gauche pour la repousser en avant ; il formera un plateau sous cette épaule gauche pour la porter aussi en haut. Le plâtre descendra très bas en arrière jusqu'au bas du sacrum, mais beaucoup moins en avant, à 2 doigts au-dessus du pubis, afin que soit et reste facilitée la flexion du tronc.

Une fois le plâtre bien « pris », on coupe aux ciseaux, à 10 cent. du plâtre, les bandes de toile qui maintiennent le sujet. On saisit celui-ci et on l'enlève hors du cadre en même temps que le hamac avec les 2 pièces métalliques de ses 2 petits côtés et on met le malade sur pieds.

Les parties supérieure et inférieure débordantes du hamac sont alors coupées au ras de l'appareil.

Les fenêtres. — Aussitôt l'on s'occupe d'ouvrir la très large fenêtre de décompression en arrière sur le côté concave : cette fenêtre empiète en arrière de 2 à 3 cent. sur la ligne médiane et se termine en avant sur la ligne axillaire médiane ; puis on fend, de haut en bas, la toile du hamac et le premier jersey mis à nu, et par la fente on enlève l'épais coussin placé en cet endroit.

Une deuxième fenêtre d'environ 10 cent. de haut et 4 cent. de large est découpée en avant presque sur la ligne médiane, à peine reportée du côté gauche.

Une troisième et une quatrième fenêtres de mêmes dimensions sensiblement que la précédente, sont ménagées du côté convexe sur la ligne axillaire antérieure et sur la ligne axillaire postérieure.

Ces fenêtres serviront d'abord à retirer les bandes de traction ; celles-ci ne doivent pas être laissées en place car elles font souffrir le malade et peuvent même le blesser ; les fenêtres vont servir dans les jours suivants à passer, sous « les ponts de plâtre » qui les séparent, des coussins de feutre. Ces coussins jouent dans ce traitement un rôle très important, d'où dépend très souvent au moins pour la plus grande part le résultat final.

Traitement consécutif. — Il diffère suivant le degré de correction obtenu du premier coup. Dans les cas de moyenne gravité on pourrait, si on le désirait, obtenir l'hypercor-

rection dès la première séance ; mais cela n'irait pas, généralement, sans difficultés sérieuses et le malade pourrait
ne pas supporter les tractions qui seraient pour cela nécessaires. Aussi vaut-il mieux, même pour ces scolioses de
forme moyenne, et à plus forte raison dans toutes les scolioses de forme grave, procéder avec des ménagements et
s'armer de patience.

La formule est de gagner tout ce qu'on peut sans trop
fatiguer le malade. On gagnera le reste dans les semaines
suivantes, en profitant des fenêtres du plâtre pour exercer
des compressions sur tel point ou sur tel autre.

1. — Pour augmenter et compléter la détorsion on in-
troduira progressivement, par la fenêtre antérieure, une
série de carrés de feutre qui feront pression sur les côtes
médianes gauches (convexes en avant) et qui tout en aug-
mentant la flexion du tronc, forceront ces côtes à faire une
saillie de plus en plus forte à travers la grande fenêtre postérieure, dite *fenêtre de décompression.*

2. — Pour corriger l'inclinaison latérale, par les deux
fenêtres pratiquées sur les lignes axillaires antérieure et
postérieure du côté droit (convexes), on introduit d'autres
coussins qui forceront la colonne vertébrale à se porter à
gauche.

A ces compressions s'ajoutent, pour atteindre le même
but, des exercices de respiration forcée, exécutés méthodi-
quement et régulièrement plusieurs fois par jour sous la
surveillance du médecin lui-même. Le thorax étant immo-
bilisé sur tous les autres points, son expansion ne pourra
se faire qu'à travers la grande fenêtre de décompression.
En effet on voit là les côtes primitivement concaves et déprimées se relever, « remplir le creux », puis faire saillie et
de plus en plus à tel point qu'au bout de quelques jours

(ou de quelques semaines suivant les cas) si l'on n'y avise, la peau peut venir se couper sur les bords de la fenêtre du plâtre et des eschares se produiront. — Nous en avons vu.

Durée du traitement. — Si l'hypercorrection s'obtient dans le 1er plâtre le plus souvent, ce n'est que dans les cas d'une réelle gravité qu'un 2e plâtre sera nécessaire. Lorsque l'hypercorrection apparaît suffisante, c'est-à-dire lorsque nous avons une scoliose de sens inverse aussi accusée que la scoliose primitive, il faut la maintenir pendant un certain temps qui peut varier de 5 à 8 mois suivant les cas (suivant l'ancienneté et la gravité de ces cas).

Après quoi le malade sera débarrassé du plâtre. Il fera des exercices de gymnastique, et dans l'intervalle sera maintenu par un léger appareil en celluloïd. Peu à peu l'hypercorrection diminue et la colonne vertébrale revient à la position normale. Il faut régler, hâter ou ralentir, ce retour à la position normale, mais plutôt la ralentir, car ici, comme dans le pied bot, se presser serait créer un risque très grave de récidive.

Toutes les scolioses doivent-elles être soumises à cette méthode ?

Non. Un bon nombre en seront exclues : les unes parce que trop bénignes et pouvant être guéries par d'autres moyens plus simples, et les autres au pôle opposé, parce que exceptionnellement graves, à cause de l'âge trop avancé des sujets ou de la malignité tout à fait exceptionnelle du mal, auxquels cas la méthode ne pourrait donner une guérison véritable, tout au moins à l'heure actuelle [1].

Je m'explique :

1° *Les cas très bénins.* — Une scoliose qui débute, sans

---

1. Mais si le malade ne demande qu'une amélioration, la méthode d'Abbott la lui donnera comme nous verrons plus loin.

torsion, sera soumise à la gymnastique médicale ordinaire et l'on fera porter, ce qui est capital, un corset en celluloïd de notre nouveau modèle [1]. Si on la voit s'améliorer ainsi, on continuera, bien entendu, le traitement. Si par extraordinaire, malgré l'application très exacte de celui-ci, elle s'aggrave ou reste stationnaire, on la soumettra au traitement nouveau.

2° *Les cas exceptionnellement graves*. — Qu'est-ce qui fait la gravité particulière d'une scoliose ? On ne peut pas toujours affirmer d'avance, d'une manière absolue, que tel cas de scoliose « fixée » sera plus rebelle que tel autre d'apparence plus grave. Ainsi, remarque Abbott, telle scoliose chez un adulte s'est montrée moins difficile à corriger que telle autre scoliose chez un enfant gras et « épais ». Cependant, d'une manière générale, on peut se guider sur les facteurs suivants pour établir le degré de gravité de la scoliose : la santé, la résistance physique et morale et l'âge du malade ; l'âge de la maladie, sa forme, son siège, son degré de torsion des vertèbres.

a) L'AGE DU MALADE est l'un des facteurs les plus importants. Jusqu'à 18 ou 20 ans, on peut et on doit employer la méthode pour presque tous les cas ; à partir de cet âge, seulement pour quelques-uns.

Il est même des chirurgiens qui disent : Passé 17 ans, rien à faire. Mais nous ne sommes pas de ceux-là. Abbott a montré des scolioses de 34 ans, de gravité moyenne, guéries par lui.

Nous avons nous-même en traitement un scoliotique de New-York âgé de 35 ans, et les résultats jusqu'ici obtenus sont des plus satisfaisants.

1. Nous reviendrons sur ce traitement des scolioses « commençantes », et scolioses du 1er degré, (v. p. 87).

b) LE DEGRÉ DE LA DIFFORMITÉ est un élément d'appréciation tout aussi important.

Voici une jeune fille de 16 ans avec une difformité effroyable, et à côté une femme de 30 ans avec une déviation qui n'est pas le quart de la précédente. Evidemment, nous attaquerons plutôt celle-ci que celle-là.

c) Il faudra compter aussi avec LE COURAGE DES MALADES à supporter un traitement toujours ennuyeux et maintes fois un peu pénible ; avec la possibilité de suivre un traitement dans un établissement spécial, — car il ne faut pas, d'une manière générale, permettre aux malades de continuer leur profession, ils perdraient ainsi beaucoup trop de leurs chances de guérison.

Enfin, vous devinez qu'il est des *cas-limites*, des cas douteux, pour lesquels on se demande si oui ou non l'on fera quelque chose. Pour ces cas douteux, il est indiqué de tâter les malades, c'est-à-dire de les préparer et les éprouver pendant quelque temps pour déterminer, si je puis dire, la capacité de guérison de chaque sujet.

Pour cela on les met sur la table d'Abbott, tous les jours ou tous les 2 jours, 1/2 heure chaque fois, on tend les sangles de traction et de détorsion pour voir le degré de plasticité du squelette et aussi la tolérance et le courage du malade pendant ces manœuvres.

Et puis encore ne peut-on pas traiter ces malades par la méthode d'Abbott pour seulement LES AMÉLIORER, sans songer à les guérir complètement ?

OUI, CERTES, mais après avoir dûment averti les intéressés et demandé leur avis. On les traitait bien jusqu'alors pour avoir dix fois moins d'amélioration [1].

1. Nous reviendrons à la fin de ce livre (V. p. 99) sur les moyens d'améliorer ces scolioses malignes, que nous avons appelées les

Conclusion

Comme l'a très bien remarqué notre maître Lucas-Championnière (qui présidait la séance du congrès où Abbott a fait sa communication), Abbott n'a jamais dit (et personne ne songe à dire) : « Jusqu'alors il n'y avait rien, et maintenant nous avons tout ! » c'est-à-dire jusqu'alors on ne guérissait aucune scoliose et désormais on les guérira toutes. Non — ce n'est pas cela.

Ce qui est, c'est que la très grande majorité des scolioses « fixées » qui jusqu'alors échappaient à tous nos moyens d'action pourront être guéries désormais, et cela grâce à la méthode d'Abbott.

La scoliose du 3ᵉ degré est désormais curable dans le même sens et avec les mêmes réserves qu'une luxation congénitale de la hanche ou une gibbosité du mal de Pott, c'est-à-dire pourvu qu'elle ne soit pas extrêmement ancienne et maligne ; et même l'on aura plus de marge pour guérir les scolioses, que pour ces 2 autres difformités.

Aussi bien ces réserves ne sont-elles pas nécessaires pour toutes les autres maladies qui passent pour curables? Exemple : les vieux fibromes, les vieilles luxations traumatiques et en général toutes les vieilles lésions.

La formule des indications de la méthode d'Abbott sera donc celle-ci :

Toute scoliose du 1ᵉʳ degré qui n'aura pas été guérie par les traitements anciens, continués pendant 4 à 6 mois, devra être soumise à la méthode nouvelle.

scolioses du 4ᵉ degré, et sur la conduite à suivre dans des cas pareils.

Quant aux scolioses du 2ᵉ degré et du 3ᵉ degré, elles devront être traitées immédiatement par la méthode d'Abbott.

TROIS OBSERVATIONS

Voici maintenant trois observations de scoliose traitée par la méthode d'Abbott et qui en diront plus long que tous les discours sur l'étendue des indications et des ressources de la méthode.

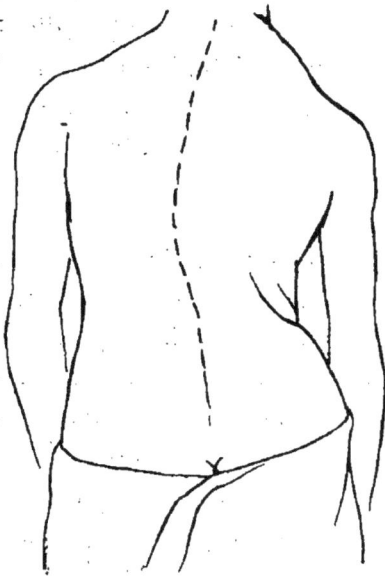

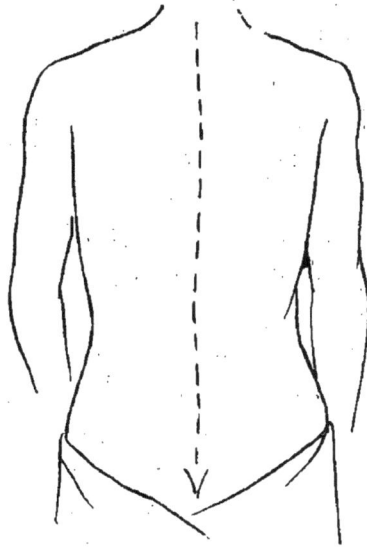

Fig. 75. — Enfant de 16 ans, scoliotique depuis l'âge de 4 ans.

Fig. 76. — La même après le traitement Abbott (V. le texte).

Observation I (*fig. 75 et 76*). — Scoliotique de 16 ans. — Bon état général. — Déviation qui date de l'âge de 4 ans. — Pas de traitement antérieur, sauf un appareil de soutien et de la gymnastique. — La déviation continue à se développer en s'accompagnant de douleurs.

A l'arrivée : scoliose dorso-lombaire gauche solidement fixée. Déviation latérale pas très marquée, mais la rotation était très prononcée. Côtes déformées et très saillantes en arrière. Le patient fut admis à l'hôpital, et un corset appliqué. L'hypercorrection fut obtenue sur le cadre. Le malade eut du choc nerveux pendant plusieurs jours. Après cela, la douleur et la gêne cessèrent. Le corset fut porté pendant 11 semaines et lorsqu'il fut enlevé, la courbe du dos était de sens inverse. Massage et gymnastique, mais pas d'appareil de soutien. L'hypercorrection persiste. Le traitement a du être continué pendant quelques semaines avant que l'hypercorrection put être vaincue. Finalement, la colonne vertébrale est absolument droite.

OBSERVATION II (*fig. 77 et 78*). — Fille âgée de 15 ans. Scoliose découverte il y a 11 ans à l'âge de 4 ans. Santé générale bonne. — La malade avait été pendant quelques mois soumise à un traitement avant d'être admise à l'hôpital. Elle disait s'être améliorée dans sa tenue ; des douleurs abdominales qu'elle ressentait jusqu'alors avaient cessé. Les rayons X montrent une très haute courbure dorsale avec une extrême rotation des côtes. L'examen permit de découvrir une courbure gauche fixe. La difformité était très apparente à travers les vêtements bien que la difformité des côtes ne soit pas vue dans la plupart des cas de cette nature.

L'enfant fut admise à l'hôpital et on lui mit un corset en légère déviation latérale. Il fut nécessaire dans ce cas d'élever l'épaule beaucoup au-delà du niveau habituel. La

courbure était si haute et si aiguë qu'il ne fut pas possible
d'appliquer une force suffisante pour corriger la difformité
sur le cadre. Une compression feutrée permit de compléter
la correction. Le corset resta en place huit semaines. Lorsqu'il fut enlevé, la difformité avait été complètement ren-

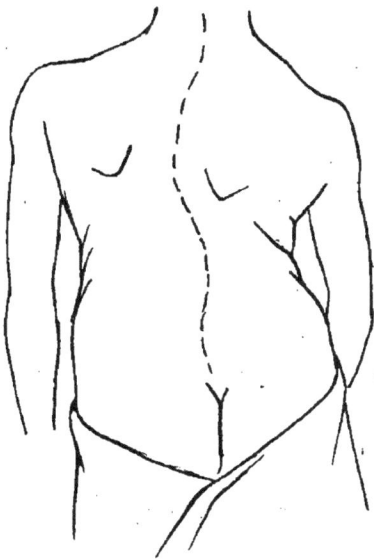

Fig. 77. — Fille de 15 ans ;
difformité
datant de l'âge de 4 ans.

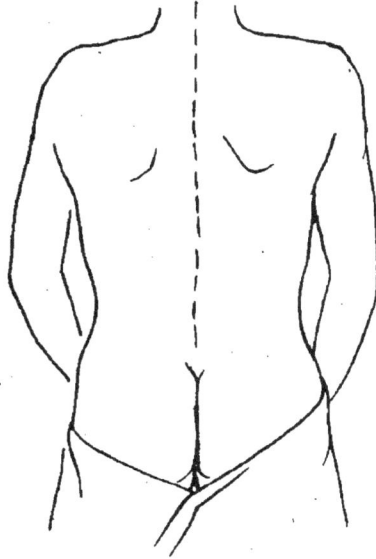

Fig. 78. — La même après
traitement par la méthode
d'Abbott (Voir le texte).

versée et convertie en une droite dorsale. On commença
des exercices et des massages et au bout de quelques semaines le malade pouvait facilement garder la position
droite, ne conservant qu'une très légère trace de difformité
gauche.

OBSERVATION III (voir *fig. 79* et *80*). — Femme âgée de
34 ans. Conditions générales mauvaises. — Les parents
remarquèrent d'abord un commencement de déviation entre
les épaules, à l'âge de 11 ans. Rien ne fut fait pendant

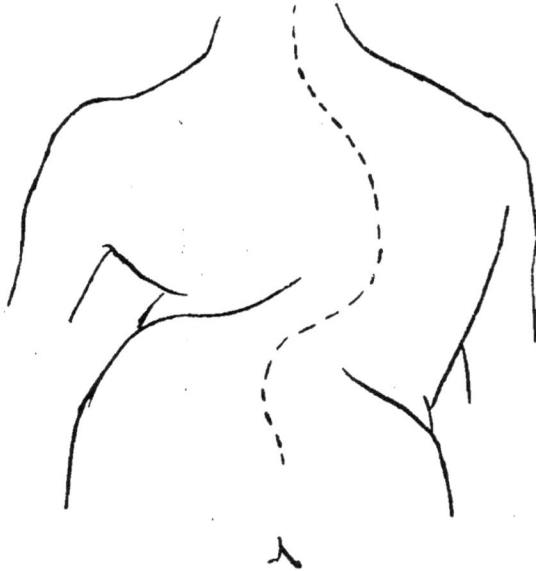

Fig. 79. — Femme de 34 ans, scoliotique depuis l'âge de 11 ans
(donc scoliose vieille de 23 ans)

quelque temps, mais lorsque la fillette atteignit l'âge de
15 ans un traitement complet fut suivi sous la direction
d'un chirurgien orthopédiste. Les exercices furent pour-
suivis pendant quelques années, mais la difformité continua
à progresser rapidement. A l'âge de 17 ans elle fut mise
dans des corsets de plâtre qu'elle porta pendant 3 ans. On
essaya alors énergiquement de corriger la déviation mais

on obtint très peu, ou même pas, de progrès. Finalement
on fit usage de petits moyens de contention dont la malade
a toujours usé depuis.

L'examen montre une déviation dorsale droite et une
autre plus petite lombaire gauche. Il y avait aussi une dif-

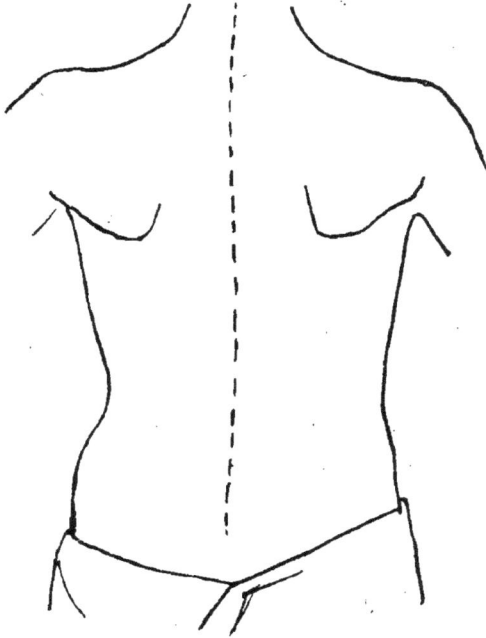

Fig. 80. — Le même sujet après traitement d'Abbott.
Résultat obtenu avec 3 mois de plâtre, suivis de quelques mois
de gymnastique et de corset de celluloïd.

formité extrême des côtes et les rayons X firent voir des
modifications considérables dans les vertèbres. Un examen
médical montre le cœur déplacé et les battements sont
perçus à droite, juste au-dessous de l'omoplate. L'aspect
général du corps est misérable. Et à tous les points de vue,

ce cas était bien l'un des plus défavorables. Néanmoins le désir extrême exprimé par la malade d'obtenir quelque résultat prévalut. Mise dans le plâtre : on peut corriger plus de la moitié de la difformité sur le cadre (la table d'Abbott) et une large fenêtre est faite pour l'hypercorrection. La malade fut mise au lit, et l'on ne fit rien pendant 2 semaines ; alors, des coussins de feutre furent introduits, pour augmenter la correction. La facilité avec laquelle l'épine se mouvait vers une position d'hypercorrection était surprenante. Des coussins furent introduits aussi fréquemment que le corset devenait plus lâche et à la fin des 2 mois le but désiré était atteint.

Le corset fut porté pendant 7 semaines encore et lorsqu'il fut enlevé on put noter que les déformations étaient renversées et que la déviation dorsale était finalement fixée dans sa nouvelle position (de sens contraire à la déviation primitive).

Une « attelle » fut immédiatement employée pour maintenir la correction, et l'on commença le massage et les exercices de gymnastique. La santé générale de la malade s'améliora rapidement, les muscles atrophiés se développèrent très vite et au bout de quelques semaines elle devint capable de se tenir droite pendant quelque temps, sans fatigue. La rotation des vertèbres avait été complètement effacée et les côtes ramenées de nouveau à leur place et à leur forme normales.

Faut-il ajouter que pour attaquer une scoliose aussi maligne que la précédente il est nécessaire d'être très rompu à la technique de la méthode et je ne conseille nullement aux praticiens de traiter de pareils cas. Car, on le devine, pour établir les cas justiciables de la méthode, c'est un facteur extrêmement important aussi, que celui de la valeur et de l'expérience du chirurgien.

Si un praticien de très bonne volonté, ayant déjà vu appliquer ce traitement, peut l'employer pour une scoliose du 2e degré, nous lui déconseillons de s'attaquer à des scolioses du 3e degré tant soit peu anciennes.

Il n'en reste pas moins acquis dès maintenant qu'il est possible de guérir celles-ci par la méthode d'Abbott.

Et c'est là une conquête thérapeutique de tous points admirable.

IV

Le traitement des scolioses hautes

Nous avons dit quelle révolution profonde et bienfaisante vient de s'opérer dans le traitement et dans le pronostic de la scoliose, grâce à la méthode d'Abbott.

Mais celle-ci présente une lacune grave, elle ne peut rien contre les scolioses « hautes » ou cervico-dorsales.

Contre ces scolioses hautes, disait tout récemment un partisan de la méthode d'Abbott, retour d'Amérique, rien à faire et rien à espérer.

Ce n'est pas notre sentiment : nous allons montrer qu'on peut attaquer et traiter ces scolioses hautes et maintenir la correction, non pas avec le corset d'Abbott, mais avec le nôtre (avec notre grand corset de mal de Pott, qui emboîte la base du crâne).

Voici comment : soit une de ces scolioses à convexité droite dont le sommet répond à la première vertèbre dorsale (*fig. 81*).

Les deux extrêmités de l'arc scoliotique se dirigent à gauche et répondent, l'inférieure au milieu du tronc, la supérieure aux vertèbres cervicales et à la tête.

En pareil cas, nous devrions pouvoir agir :

1° Sur le segment vertébral répondant au sommet de la courbe, pour le faire tourner de droite à gauche, et d'arrière en avant, corrigeant ainsi sa torsion, et pour le pousser directement de droite à gauche, corrigeant ainsi sa courbure latérale ;

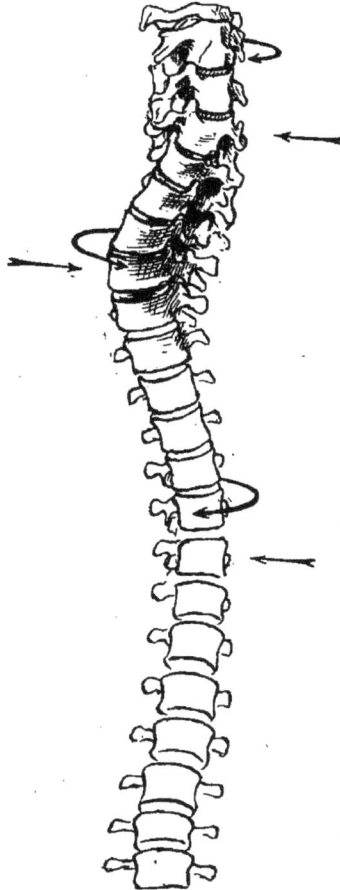

Fig. 81. — Scoliose haute. — Le sommet de la courbe répond à la première vertèbre dorsale. Les flèches indiquent le sens des tractions et des torsions à faire au niveau du sommet et des deux extrémités de la courbe scoliotique pour en obtenir la correction.

Les 2 flèches moyennes répondent à la courbure principale.

Les 2 flèches supérieures et les 2 inférieures répondent aux deux courbures secondaires.

2° Sur les segments vertébraux répondant aux extrémités de la courbe scoliotique, pour les faire tourner *en sens inverse* du sommet, et les pousser de gauche à droite (voir les flèches de la *fig. 81*).

L'objectif à poursuivre est très net, mais comment l'atteindre ? Voici ce que nous avons fait, dans le cas d'une scoliose gauche (*fig. 82 et suivantes*).

1° Pour agir sur le sommet de la courbe, notre prise sera le moignon de l'épaule ; nous avons commencé par protéger celui-ci en l'entourant d'une lanière de feutre dont les deux extrémités sont cousues au-dessus de l'épaule [1]. Puis nous saisissons le moignon avec une bande à 3 chefs, dont le point d'union répond au milieu de l'épine de l'omoplate (gauche). Tandis que l'un des chefs *a* se dirige à droite, restant sur le dos, les deux autres chefs *b* et *c* se dirigeront à gauche, mais ensuite contourneront le moignon de l'épaule et chemineront en avant, de gauche à droite. Ont-ils passé au-dessus ou au-dessous de l'épaule ? Ils ont passé à la fois au-dessus et au-dessous ; c'est-à-dire que lorsqu'ils ont rencontré le moignon de l'épaule, nous les avons divisés chacun en 2 chefs égaux (ce qui nous donne 4 demi-chefs) ; les 2 demi-chefs supérieurs ont passé au-dessus de l'épaule, les 2 demi-chefs inférieurs au-dessous, ils vont se rejoindre devant l'épaule au niveau du tiers moyen de la clavicule (gauche) où on les réunit deux par deux, les superficiels entre eux et les profonds aussi entre eux, avec deux épingles de nourrice ; puis, arrivés devant l'épaule droite, les 2 demi-chefs supérieurs passent au-dessus d'elle, ici comme de l'autre côté, les 2 demi-chefs

---

1. Après avoir mis une double épaisseur de feutre sous l'omoplate droite (côté concave).

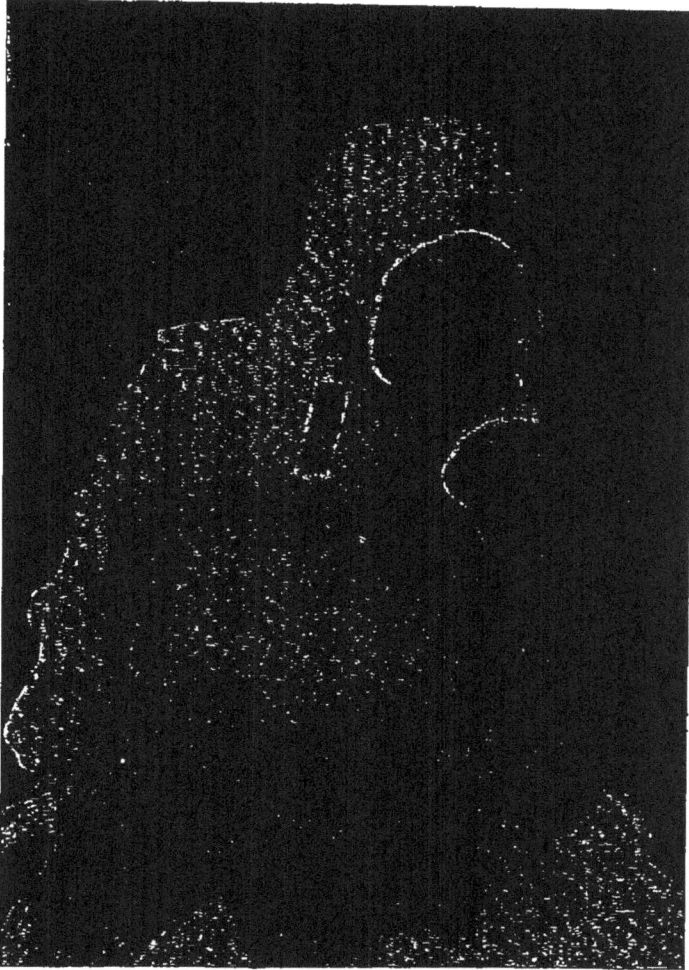

Fig. 82. — Notre grand plâtre pour scolioses hautes. On repousse d'avant en arrière l'épaule du côté concave pour augmenter la détorsion.

inférieurs au-dessous, et ensuite les 2 demi-chefs superficiels *b* s'en vont rejoindre le premier chef *a* pour aller se fixer avec lui à la barre moyenne droite du cadre d'Abbott, et servir à corriger la déviation latérale de la courbe principale.

Les 2 demi-chefs profonds formant le chef *c*, qui serviront à corriger la torsion des vertèbres, vont descendre verticalement jusque sous la barre inférieure moyenne[1], et de là se réfléchir de gauche à droite pour s'attacher à la barre inférieure droite.

On voit facilement comment, de cette manière, nous embrassons le moignon de l'épaule gauche, en prenant point d'appui en avant, sur la région claviculaire et coracoïdienne, et en arrière sur l'épine de l'omoplate ; et comment, avec ces prises, nous agissons sur le sommet de la courbe scoliotique pour la faire tourner et la repousser dans le sens voulu.

2º Pour agir sur l'extrémité inférieure de l'arc scoliotique, nous saisissons le segment médian du tronc à la manière ordinaire d'Abbott et nous le tournerons et repousserons en sens inverse du précédent. Cela est facile.

Mais comment agir sur l'extrémité supérieure de l'arc, c'est-à-dire sur les vertèbres cervicales et sur le crâne ? ceci est plus délicat, mais cependant réalisable. Nous y pouvons arriver de deux manières, soit avec des bandes, soit simplement avec deux mains qui, embrassant la tête, la portent, ainsi que les vertèbres cervicales, en *avant* (pour réaliser la flexion du rachis, condition de la correction de la scoliose) et aussi *de droite à gauche* (pour corriger la déviation laté-

---

1. Laquelle, en réalité, ne doit pas être exactement moyenne, mais beaucoup plus rapprochée de la barre droite.

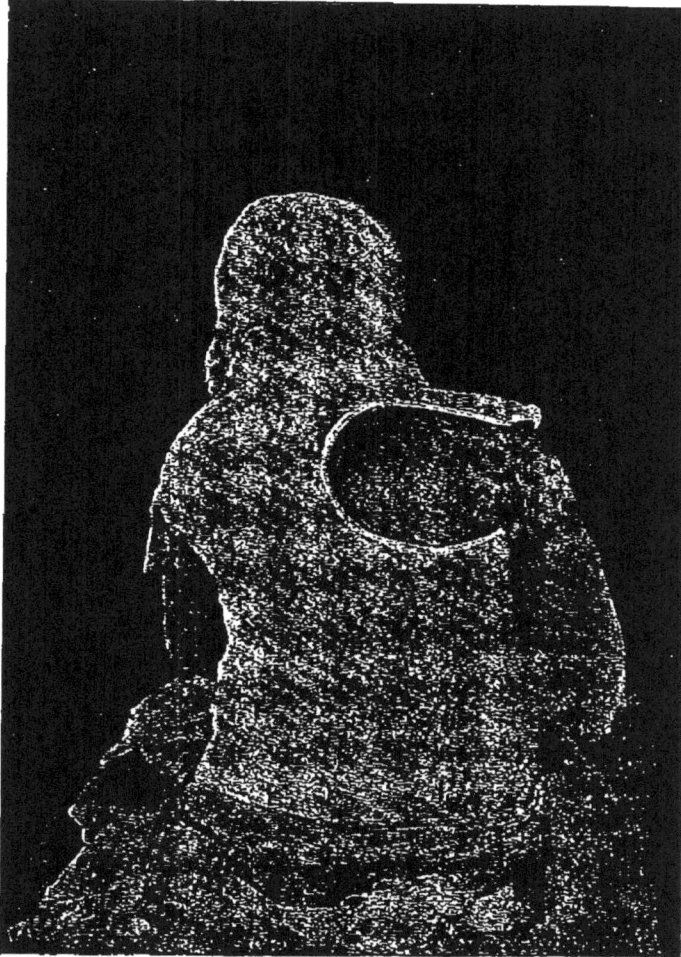

Fig. 83. — L'appareil vu par sa face dorsale avec sa grande
fenêtre de décompression.

rale) ; et enfin pour corriger la torsion vertébrale on fera
subir à la tête un mouvement de rotation de droite à gauche (d'environ 80°), la tête se trouvera regarder presque
directement à gauche, on pourrait dire qu'elle « regardera
la lésion » c'est-à-dire le sommet de la courbe scoliotique.
Cette attitude de correction de la tête et des vertèbres supérieures est assez facile à réaliser ; mais comment la maintenir ? sera-ce avec une sangle emboîtant la base du crâne
(mâchoire, menton et occipital) et tirée par un poids por-
tant la tête de plus en plus dans la direction voulue ? On y
pourrait arriver ainsi. Mais comme il est plus simple et plus
pratique de recourir pour cette contention de la tête et des
vertèbres cervicales à notre grand corset plâtré emboîtant
la base du crâne (et au besoin la tête tout entière à l'ex-
ception de la face), corset qui maintiendra très exactement
la correction (*fig. 82 et 83*).

Afin de pouvoir augmenter celle-ci dans les jours qui suivent l'application du plâtre, on peut prendre la précaution,
en construisant celui-ci, de placer à *gauche* de la tête, entre
elle et le plâtre, 2 coussins de feutre (ou de ouate piquée
dans un fourreau plat de mousseline molle).

Après les premiers jours d'accoutumance de l'appareil
plâtré, on enlève un de ces coussins à gauche, que l'on
porte à droite.

Mais pour atteindre le même but, il est encore plus simple
de construire le plâtre à la manière ordinaire (sans ces
coussins de réserve), et dès qu'on voudra commencer la
correction (le lendemain ou le surlendemain), de faire sauter
toute la paroi gauche de la minerve plâtrée, pour libérer
la tête et le cou de ce côté — vers lequel on les poussera,
en glissant un ou plusieurs coussins de feutre entre la partie droite restante du plâtre et de la tête.

Voici maintenant le dispositif à employer pour augmenter la correction déjà opérée au niveau du sommet de la courbe scoliotique : 1° On augmente la détorsion en glissant des coussins de feutre en avant de la clavicule droite ;

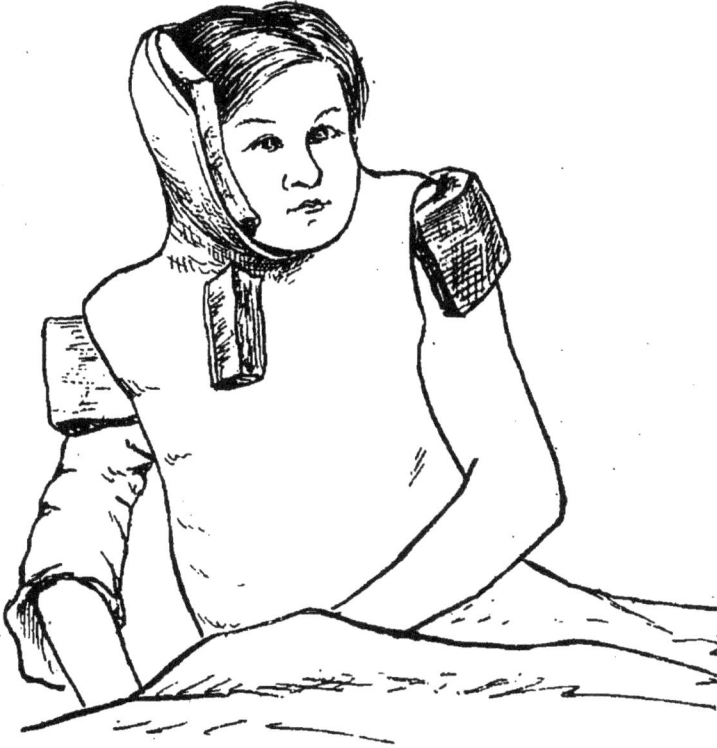

Fig. 84. — Coussin mis sur l'épaule du côté convexe pour augmenter la correction de la déviation latérale. — Coussin mis à droite de la tête pour agir sur l'extrémité supérieure de l'arc scoliotique.

introduits par la fenêtre médiane, ils viendront sortir en dehors du bord libre du plâtre, devant le moignon de l'épaule (droite). 2° On augmente la correction de la dévia-

tion latérale en poussant le moignon de l'épaule (gauche)
avec un pansement compressif (de feutre ou d'ouate) rat-

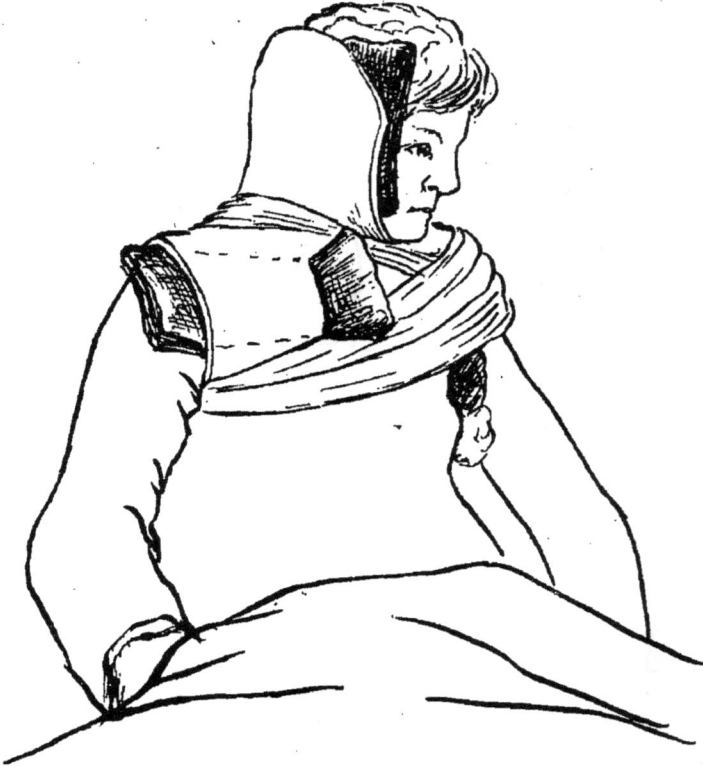

Fig. 85. — Un spica de bandes Velpeau vient s'appliquer sur le
moignon de l'épaule du côté convexe et la fait rentrer par
compression exercée sur le coussin de feutre.

taché au côté droit du plâtre par des bandes molles bien
serrées (*fig. 84* et *85*).

Si on voulait laisser libre le moignon de l'épaule (gauche),
on pourrait ouvrir deux fenêtres en avant de ce moignon

et deux en arrière, et faire par ces fenêtres la compression nécessaire [1].

On devine combien il sera facile, en s'inspirant des mêmes principes, d'augmenter la correction de l'extrémité inférieure de la courbe scoliotique.

Grâce à cette technique et à notre grand corset plâtré, les scolioses hautes [2], qu'on ne savait pas soigner jusqu'à ce jour, pourront désormais être traitées.

[1]. Pour les scolioses dorsales hautes siégeant par exemple au niveau de la 5e dorsale, nous faisons la compression sous l'aisselle en nous servant de coussins en forme de fer à cheval, dont la concavité supérieure répond au creux de l'aisselle ; cette échancrure est faite pour ne pas blesser le paquet vasculo-nerveux.

[2]. Elles sont d'ailleurs assez peu fréquentes — sans être absolument rares. Mauclaire vient d'en citer 3 observations personnelles (au congrès de Londres).

V

Conclusion et Règle de conduite pratique.

COMMENT TRAITER LES SCOLIOSES DES DIVERS DEGRÉS ET
DES DIVERSES ORIGINES ?

Et maintenant, nous plaçant au point de vue pratique, nous allons dire dans quelle mesure la méthode d'Abbott a changé le traitement de chacune des formes de la scoliose.

Cette méthode s'applique-t-elle à tous les cas ? Aux scolioses commençantes, encore à peine apparentes, comme aux formes anciennes ? Aux scolioses symptomatiques comme aux scolioses essentielles ? Et parmi les très vieilles scolioses, n'en est-il pas de particulièrement malignes qui restent en dehors de tout traitement ? La méthode a-t-elle des limites ?

Autant de questions posées par les praticiens auxquels nous voudrions répondre ici brièvement, mais nettement.

LES DIVERSES FORMES DE SCOLIOSE. — On a décrit 36 formes de scoliose : celle des *adolescents*, l'*essentielle* ou l'*habituelle*, la *rachitique*, la *constitutionnelle*, la *statique*, la *névropathique*, etc.

Or, toutes ces formes se peuvent ramener aux 3 suivantes [1] :

1. La scoliose congénitale est tellement rare qu'elle mérite à peine une mention. Elle s'accompagne généralement d'une malformation des vertèbres (absence d'une moitié de corps vertébral). On la traitera du reste comme la scoliose rachitique.

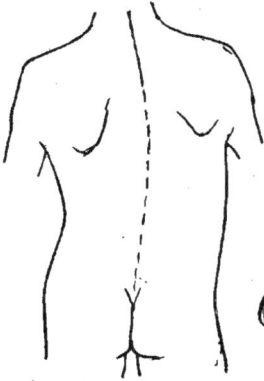

Fig. 86. — Scoliose
à courbure unique
(1ᵉʳ degré).

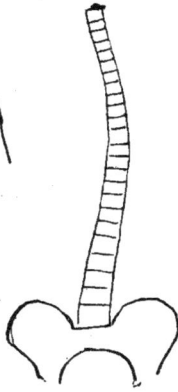

Fig. 88.
La même. Scoliose
à courbure unique.

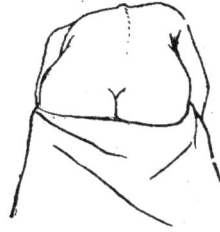

Fig. 87. — La même. On voit
qu'il existe déjà du côté
droit une petite saillie des
côtes : signe d'un commencement de rotation verté-
brale.

1° La scoliose **commune,** celle qui apparaît de 11 à 16 ans ou scoliose de l'adolescence.

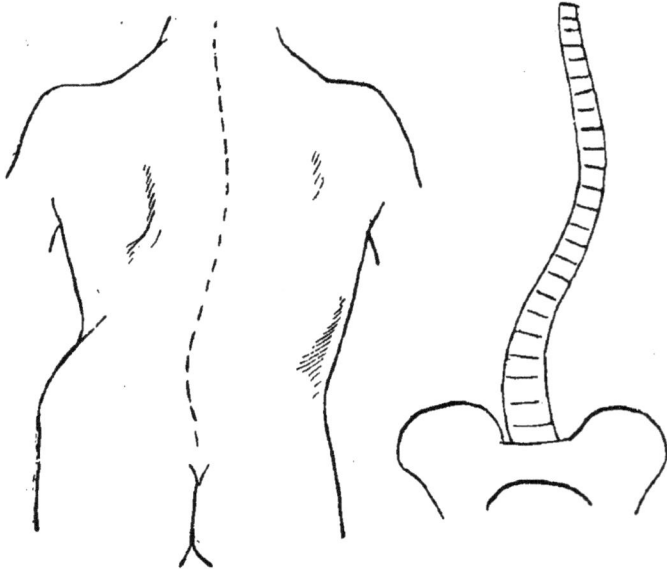

Fig. 89. — Scoliose à double courbure (2ᵉ degré).　　Fig. 90. — La même d'après une radiographie.

2° La scoliose **rachitique** vraie [1], celle qui débute (ou plutôt que l'on reconnaît) à 3 ans, 5 ans, 8 ans.

1. La scoliose rachitique vraie se différencie de la scoliose commune des adolescents, non pas seulement par sa date d'apparition, mais aussi par sa forme *clinique* et *anatomique*. La scoliose rachitique se manifeste pendant très longtemps par une *courbe unique* (ou plutôt paraissant unique), les courbures secondaires (cervicales ou lombaires) étant situées très haut et très bas. Le *sommet* de cette grande courbure de la scoliose rachitique répond sensiblement au *milieu du rachis*, tandis que dans la scoliose essentielle ou commune (de l'adolescence), la courbure, lorsqu'elle est unique, est à plus petit rayon et son sommet répond soit au dos, soit aux lombes, et plus tard lorsqu'il existe 2 courbures, l'une est franchement

3° La scoliose **symptomatique** qui comprend elle-même :

a) La scoliose **statique**, c'est-à-dire symptomatique d'une inégalité des membres inférieurs (coxalgie, luxation congénitale de la hanche, paralysie infantile, etc.), auquel cas

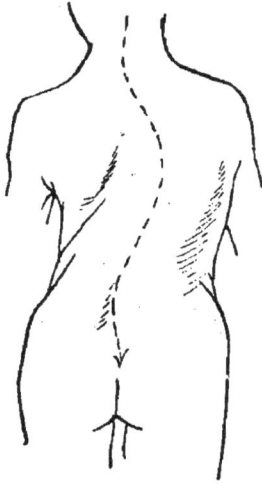

Fig. 91.
Scoliose à triple
courbure.

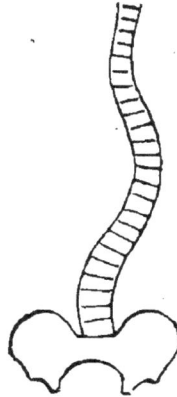

Fig. 92.
La même d'après
une radiographie.

il ne suffit pas de traiter la scoliose, il faut aussi traiter ces maladies des membres inférieurs ou tout au moins compenser le raccourcissement par une chaussure appropriée.

b) La scoliose **symptomatique** d'une autre affection quelconque du tronc et ces affections causales sont très nombreuses : paralysie du tronc, empyéme, affection thoracique, hémiplégie, déformations de torticolis, etc.

dorsale, l'autre franchement lombaire, et elles ont souvent une importance sensiblement égale.

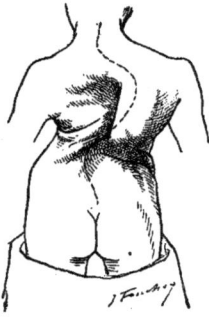

Fig. 93. — Scoliose à
4 courbures « sigmoïde »
« en Z », « en vilbrequin ».

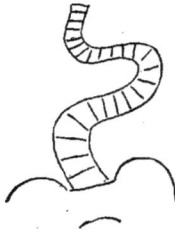

Fig. 95. — La même
d'après
une radiographie.

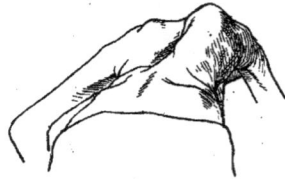

Fig. 94. — La même. On voit la
saillie énorme des côtes droites
(« côte de melon »), signe d'une
rotation vertébrale très prononcée.

Ces scolioses de diverses origines et de divers degrés,
faut-il, toutes, les traiter par *les méthodes d'Abbott* ?
Non.

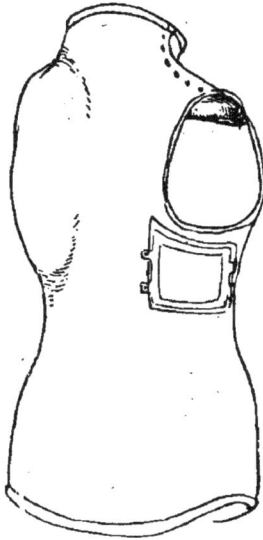

Fig. 96. — Notre corset en celluloïd pour scoliose du Ier degré
(vu 3/4 droit postérieur). Corset pour scoliose à courbure
unique (Ier degré). Volet sous-axillaire du côté convexe permettant de faire une compression ouatée (4 ou 5 carrés d'ouate de
1 centimètre d'épaisseur) pour hypercorriger la déviation latérale. On aperçoit du côté gauche (concave) une bosselure du
celluloïd permettant au thorax de se développer de ce côté
pour réaliser l'hypercorrection de la scoliose.

MAIS CE N'EST PAS LA QUESTION D'ORIGINE, C'EST LA QUESTION
DE DEGRÉ QUI LES DIFFÉRENCIE à ce point de vue.

En 2 mots : Une scoliose tout au début ne sera pas soignée, quelle que soit son origine, par la méthode d'Abbott,
(parce que nous pouvons la guérir autrement, comme nous
verrons).

Par contre, toute scoliose un peu ancienne sera soignée par la méthode d'Abbott, quelle que soit la nature de son origine : *essentielle, rachitique, paralytique*, etc.

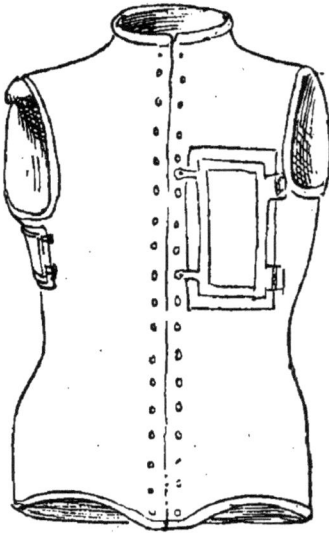

Fig. 97. — Le même corset en celluloïd (vu de face) volet antérieur permettant de faire une compression ouatée (5 carrés d'ouate de 1 centim. d'épaisseur) pour hypercorriger l'amorce de rotation.

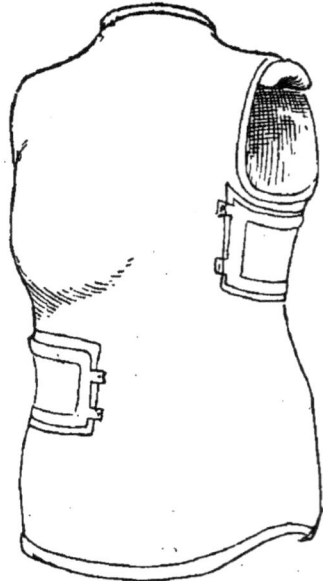

Fig. 98. — Notre corset pour scoliose à double courbure (scoliose du 2e degré) vu par la face postérieure. Le volet inférieur permet d'agir (par la pression ouatée) sur la courbe lombaire secondaire. En avant même dispositif que dans la fig. 97.

La situation est ici la même qu'en présence d'un pied bot.

Que ce pied bot soit d'origine congénitale, ou rachitique, ou paralytique, nous avons recours, pour le redresser, à

des manœuvres pareilles à très peu près. Sans doute, telle
variété sera plus difficile à redresser que telle autre, le
traitement sera plus ou moins pénible, plus ou moins long
suivant le cas : mais les manœuvres de redressement seront sensiblement les mêmes et nous appliquerons ensuite
le même plâtre dans tous les cas.

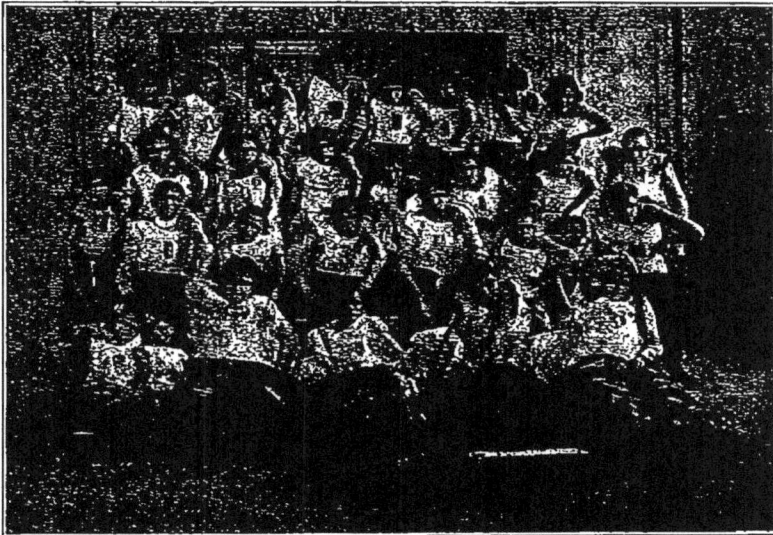

Fig. 99. — Quelques-uns de nos scoliotiques en traitement
à Berck.

De même pour la scoliose, nous commencerons par
mettre le dos droit et l'on y arrive par la méthode d'Abbott.
Après quoi sans doute, si la scoliose était paralytique, nous
serons peut-être obligés de faire porter un corset en celluloïd, comme après le redressement du pied bot paralytique
nous sommes obligés de laisser une chaussure orthopédique. Ces différences et ces nuances dans le traitement,

surtout dans le traitement consécutif à la correction, se devinent, mais à la méthode d'Abbott encore une fois ressortissent les scolioses de toutes ces origines diverses.

De toute autre importance est ici :

LA QUESTION DU DEGRÉ DE LA SCOLIOSE.

C'est elle qui fait les différences dans les traitements.

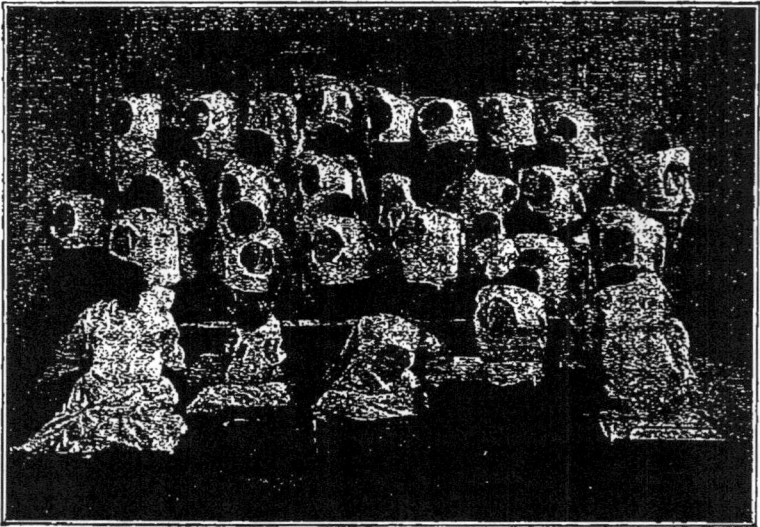

Fig. 100. — Les mêmes.

On peut distinguer 4 degrés dans la scoliose suivant qu'il y a 1, ou 2, ou 3, ou 4 courbures.

1er degré. — Courbure unique.

2e degré. — 2 courbures (dorsale et lombaire).

3e degré. — 3 courbures en S.

4e degré. — 4 courbures (« sigmoïde », en Z, « en vilbrequin », etc.)

1er Degré. — *Scoliose à courbure unique.*

En présence d'une scoliose commençante à peine ébau-
chée (que vous venez de diagnostiquer); allez-vous aussitôt
appliquer la méthode d'Abbott?

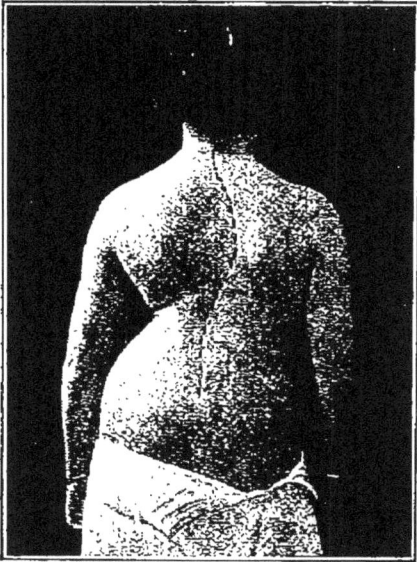

Fig. 101. — Jeune fille de 20 ans;
scoliose vieille de 5 ans.

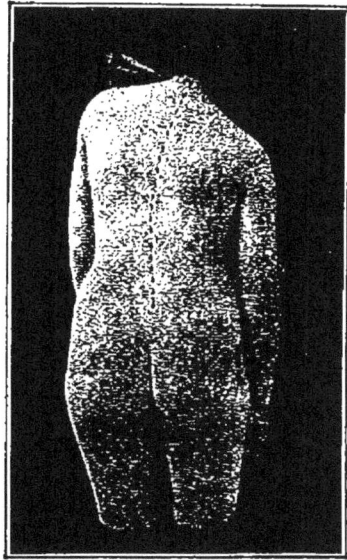

Fig. 102. — La même 3 mois
après la mise en traitement
par la méthode d'Abbott.

(Cette scoliose et toutes les suivantes ont été traitées
par nous à Berck).

Dans les hôpitaux, *oui.*

En Ville, non. Vous devinez pourquoi ? Parce que le mal
à ce 1er degré peut être guéri autrement ; et puisque le
traitement d'Abbott n'est pas indispensable ici, mieux vaut
s'en passer, car il est bien trop esthétique et par là trop

ennuyeux pour ces familles qui n'ont qu'une préoccupation, c'est que « cela ne se voie pas », que personne ne soupçonne la déviation de leur enfant.

A cette période, le mal n'est pas encore visible, allons-nous l'afficher par un traitement qui attire tous les regards?

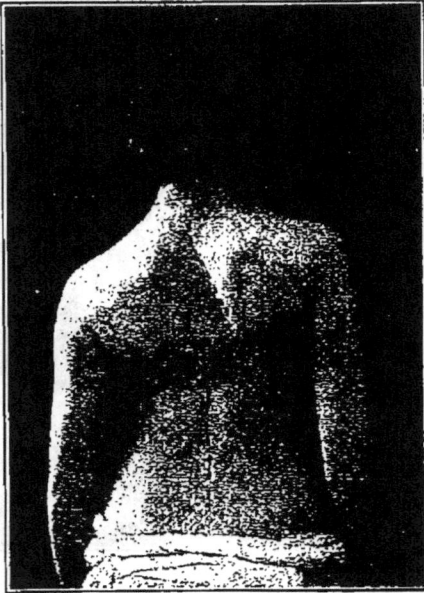

Fig. 103. — Jeune fille de 18 ans, scoliotique depuis 7 ans.

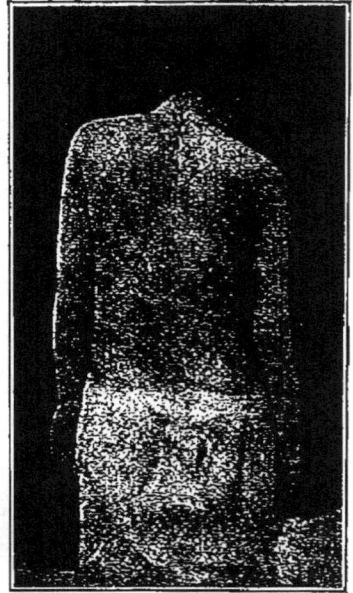

Fig. 104. — La même 2 mois après la mise en traitement par la méthode d'Abbott.

Au reste, si nous voulions imposer à ce moment le traitement d'Abbott, nous ne serions guère suivis. Je parle de la ville, car dans les hôpitaux il n'y aura presque jamais d'objection et l'on traitera ainsi par la même méthode d'Abbott toutes les scolioses commençantes. Il est vrai que dans les

hôpitaux on ne nous amènera pas bien souvent les scoliotiques à cette toute 1re période de début.

Donc (en ville) pas de méthode d'Abbott à la 1re période.
Soyons franc. Nous n'en voudrions pas nous-même pour

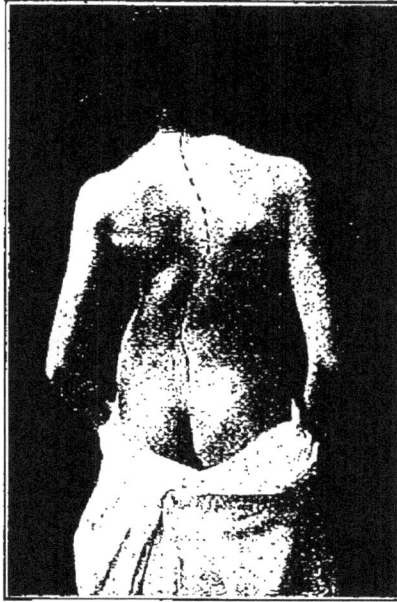

Fig. 105. — Jeune fille de 14 ans, scoliotique depuis l'âge de 6 ans.

nos enfants du moment que nous pouvons les guérir sans
plâtre et par un traitement qui ne se verra pas.

Quel sera ce traitement de la scoliose au 1er degré ?

Ce sera le traitement général et le traitement local de
redressement actif et passif que nous avons indiqués longuement dans notre livre « L'ORTHOPÉDIE INDISPENSABLE »,
(6e édition, p. 567 à 603 et fig. 605 à 646)[1], auquel nous vous
renvoyons.

1. Chez Maloine, éditeur, 25, rue de l'Ecole de Médecine, Paris.

Mais à ce traitement classique, nous devons ajouter, ce qui est capital, le port d'un corset en celluloïd tout à fait spécial que nous avons construit avec notre assistant, le Dr Fouchet [1]. Sans ce corset spécial, la guérison n'est ni complète ni certaine ; avec lui, elle le devient.

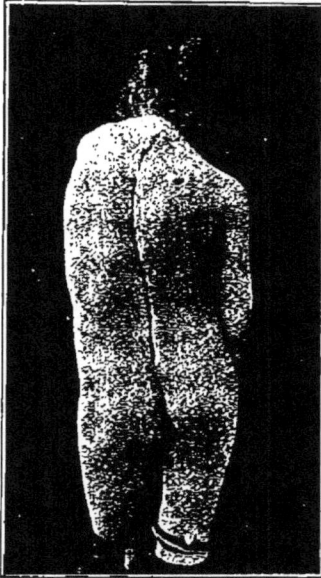

Fig. 106. — La même, 4 mois après la mise en traitement par la méthode d'Abbott.

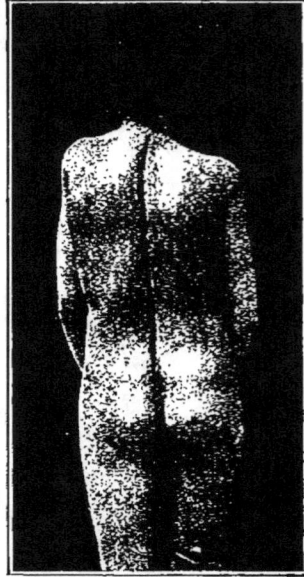

Fig. 107. — La même. L'hypercorrection est déjà un peu effacée.

Faut-il insister sur la nécessité de ce corset spécial ?

Sans doute, le redressement de ce 1er degré de scoliose sera facilement obtenu par vous séance tenante avec les manœuvres « passives » et « actives » figurées dans notre livre.

1. Dans les ateliers de l'Institut orthopédique de Berck.

Mais ce redressement ne se maintiendra parfaitement d'une séance de gymnastique à l'autre qu'avec ce corset spécial. Sans lui, non seulement le redressement ne se maintiendra pas, mais encore la difformité s'accentue. Au contraire, avec le celluloïd nouveau, le redressement au

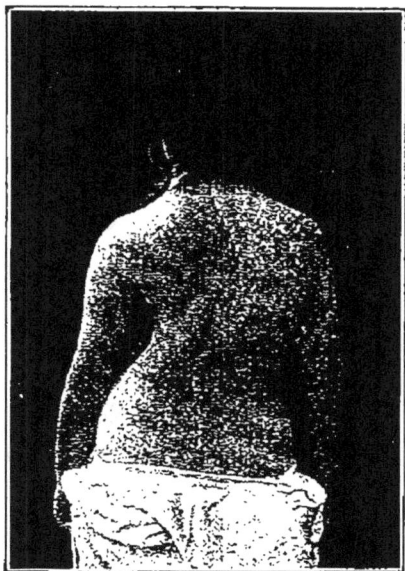

Fig. 108. — Jeune fille de 18 ans, scoliose datant de 9 ans.

lieu de se perdre, progressera et s'achèvera, de même que dans notre corset en celluloïd, aujourd'hui classique, à fenêtre et volet dorsaux, permettant une compression ouatée progressive, une gibbosité de mal de Pott non seulement se maintient au degré de correction déjà obtenu, mais se corrige encore davantage.

Et c'est en nous inspirant à la fois de ce que nous faisions dans notre méthode de correction des gibbosités du mal de Pott, et aussi de la méthode d'Abbott, que nous avons construit ces nouveaux corsets en celluloïd.

Le corset portera 2 fenêtres, l'une postéro-latérale (sous axillaire) du côté de la convexité, à droite généralement, comme dans le cas figuré ; l'autre, antérieure, préthoracique de l'autre côté du tronc.

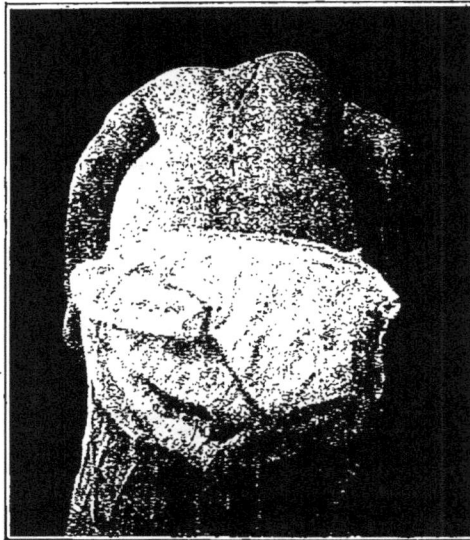

Fig. 109. — La même.

La 1re fenêtre nous permettra de corriger l'amorce de déviation latérale ; la 2e, l'amorce de rotation.

On aura, en faisant le moulage, prévu la nécessité de cette double correction progressive ; et, en conséquence, on laisse un vide en mettant 2 coussins d'ouate sur le point du tronc opposé aux futures fenêtres[1]. On ménage ainsi

1. On pourrait aussi pratiquer en ce point dans le corset une fenêtre qu'on laisserait ouverte.

dans le celluloïd toute la place nécessaire à l'expansion du thorax dans la direction voulue.

Voilà comment nous agissons sur le sommet de la courbe scoliotique pour corriger la déviation et la torsion légère qui existe presque toujours (voir fig. 10).

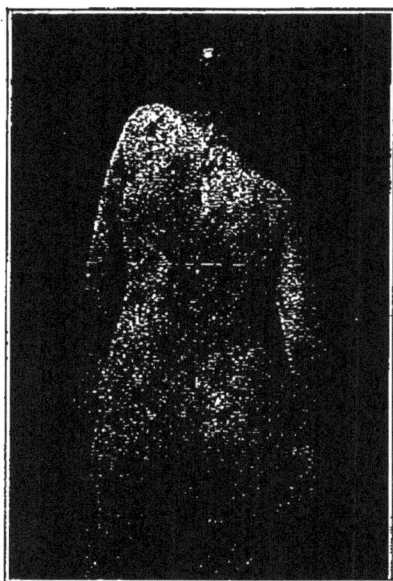

Fig. 110. — La même.   Fig. 111 — La même.
1 mois après la mise en traitement.

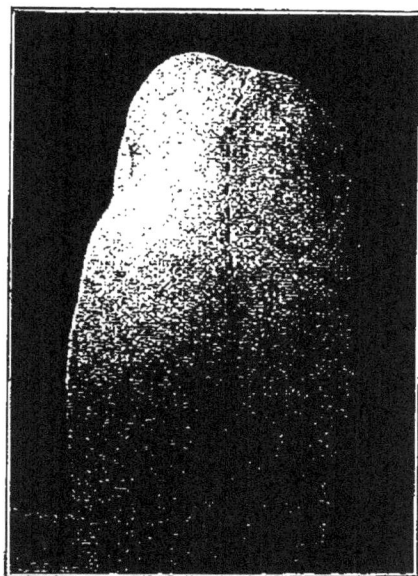

Voici maintenant comment agir sur les 2 extrémités (nous rappelons qu'il s'agit d'une courbure unique). Il s'agit d'ouvrir la courbe de l'arc pour aider à la correction. Comment ouvrir l'arc par le haut ?

1° *Extrémité supérieure.*

L'une des épaules (de droite généralement) était d'un centimètre plus haute : nous réaliserons le contraire dans le celluloïd, c'est-à-dire que nous élèverons l'épaule gauche d'un centimètre et même de 2 au-dessus de la droite, ce qui nous donnera un gain de 3 cent. sur l'état antérieur.

Et pour que ceci non plus « ne se voie pas », nous mettrons les 2 épaulières du celluloïd au même niveau ; mais nous échancrerons le corset, dans l'aisselle droite, de 2 c.

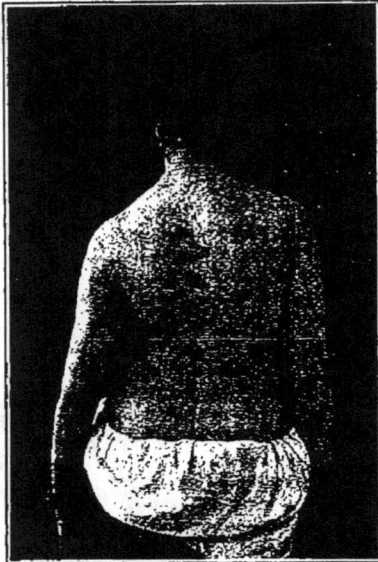

Fig. 112. — Jeune fille de 19 ans malade depuis 5 ans.

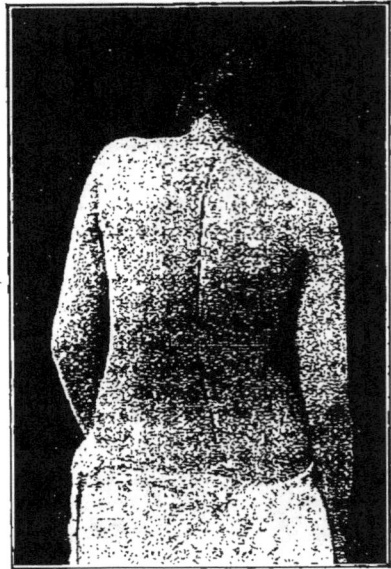

Fig. 113. — La même, 2 mois après la mise en traitement.

de plus que dans l'aisselle gauche et, d'autre part nous doublerons d'un petit bourrelet de 2 cent. l'épaulière de ce même côté droit (cela nous donne les 2 cent. cherchés).

2° *Extrémité inférieure de la courbe scoliotique.*

Pour agir un peu sur cette extrémité inférieure, c'est-à-dire pour ouvrir par en bas l'arc scoliotique, il suffira de mettre une petite talonnette de 1 cent. sous le pied droit (côté convexe), ce qui baisse d'autant l'autre côté du bassin (et par conséquent la courbe par en bas).

La nuit on fera une extension (extension d'une valeur de 2 à 3 kilog.), sur le pied gauche (côté de la concavité).

2e Degré. — *Scoliose à 2 courbures.*

Pour ces scolioses à 2 courbes (courbe principale dor-

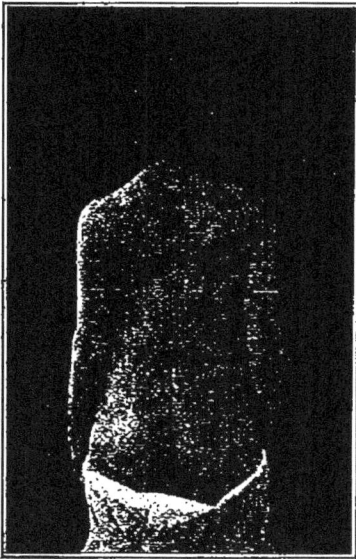

Fig. 114. — Jeune fille de 17 ans, scoliose datant de 4 ans 1/2.

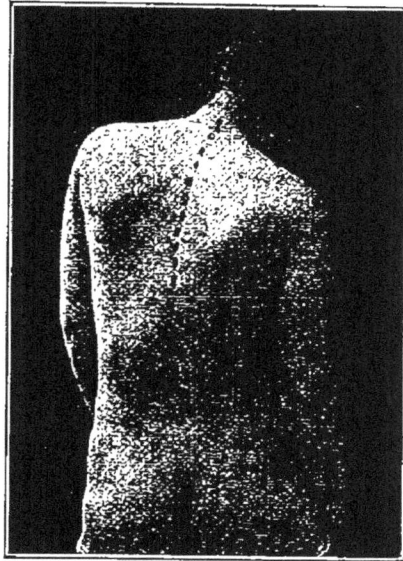

Fig. 115 — La même, 2 mois après la mise en traitement.

sale droite et secondaire lombaire gauche), le mieux serait d'appliquer d'emblée, carrément, la méthode d'Abbott, et c'est ce qu'on fera toujours à l'hôpital.

Mais en ville, les parents ne l'accepteront pas toujours ; eh bien, alors, nous ferons un traitement analogue à celui que nous venons d'indiquer pour les scolioses d'une seule courbe ; c'est-à-dire que nous ferons quotidiennement et bi-quotidiennement, les manœuvres de redressement dites dans notre « Orthopédie indispensable » (pour ce 2ᵉ degré, v. p. 592 à 600). Au besoin nous corrigerons cette scoliose dans le cadre d'Abbott. Après chaque séance, nous appliquerons un corset en celluloïd qui n'a plus, on le devine,

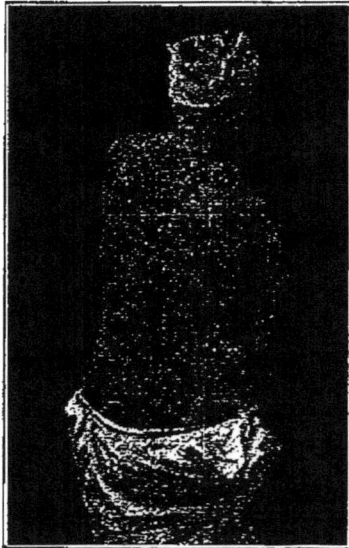

Fig. 116. — Encore la même, 2 mois plus tard.

le même dispositif que le corset de scoliotique à courbure unique.

Dans sa partie supérieure cependant, il est bâti comme le précédent corset, mais c'est par le bas qu'ils diffèrent complètement.

Ici (scoliose à 2 courbures), nous construisons dans le corset une troisième fenêtre, fermée elle aussi par un volet au niveau de la saillie secondaire. A cette fenêtre répond de l'autre côté du corset une dépression ménagée de la manière dite plus haut.

Dans ce 2ᵉ cas (scoliose à 2 courbures), nous ferons porter aussi une talonnette de 1 cent. au malade. Mais cette talonnette au lieu d'être sous le pied droit (côté de la

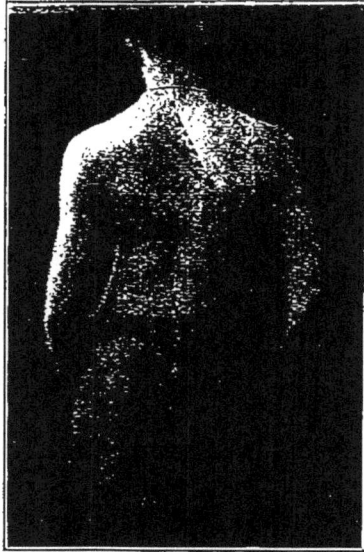

Fig. 117. — Jeune homme de 16 ans,
scoliose datant de 13 ans.

convexité dorsale unique) se trouvera ici sous le pied gauche (côté de la convexité lombaire secondaire). On voit la raison de cette différence : ici nous avons à *ouvrir* non plus la courbure dorsale unique, mais la courbe lombaire secondaire. Pour la même raison l'extension nocturne se fera ici sur le pied gauche (côté de la convexité dorsale).

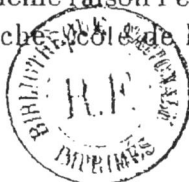

7

3e Degré. — *Scoliose à 3 courbures*

Ici, sans hésitation, en ville comme à l'hôpital, on doit recourir d'emblée à la méthode d'Abbott appliquée de la manière déjà connue de vous.

Et l'on conserve le plâtre 4, 6, 8 mois suivant le cas.

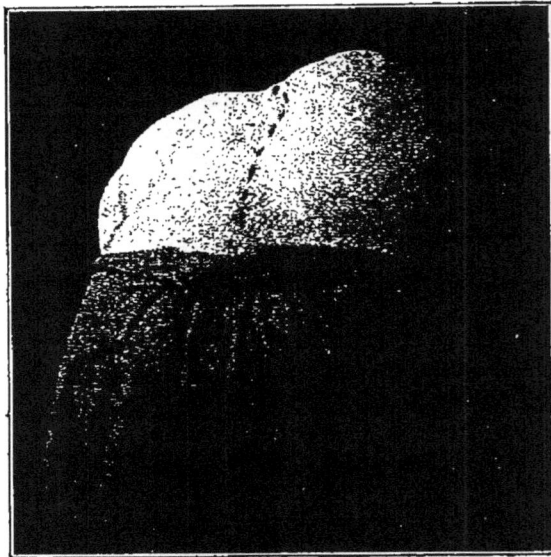

Fig. 118. — Le même.

Après quoi l'on applique un celluloïd pour conserver pendant quelque temps encore l'hypercorrection, comme l'on fait dans le traitement d'un pied bot, après la suppression du plâtre.

On enlève le corset de celluloïd 2 ou 3 fois par jour, pour les exercices de gymnastique, les massages et les bains. — Ici, comme pour un pied bot, ce n'est que lentement, dans l'espace de plusieurs mois (6, 8, 12 mois) qu'on laissera s'effacer l'hypercorrection.

4° Degré. — *Les scolioses « MALIGNES » (à 4 courbures)*
« Sigmoïdes, en Z, en vilbrequin »

Jusqu'à ce jour, on les avait jugées non justiciables d'un traitement quelconque.

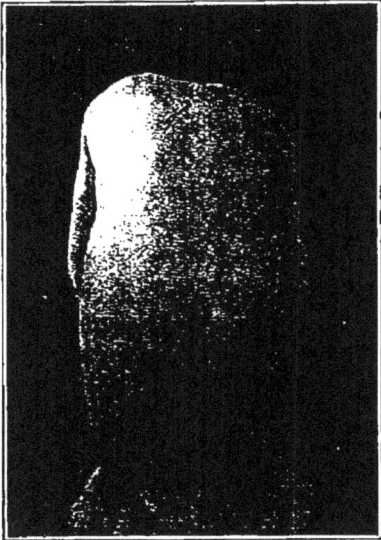

Fig. 119. — Le même, 2 mois après la mise en traitement.

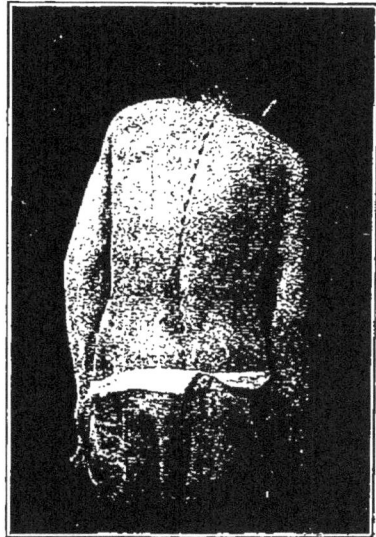

Fig. 120. — Le même, 15 jours plus tard.

Nous en appelons de ce jugement.

Oui, sans doute, si le malade demande et exige de nous une guérison complète, s'il nous pose le dilemme du tout ou rien, nous nous abstiendrons : mais ces malades, si difformes, sont généralement moins exigeants... et pour cause.

Ils se contenteraient bien d'une amélioration, si on pouvait la leur promettre. A défaut d'un dos normal, ils voudraient bien avoir un dos présentable.

Ceci peut-on le leur laisser espérer ? Oui, si le malade nous donne 2 ans.

De quelle nature et de quel degré sera cette amélioration ?

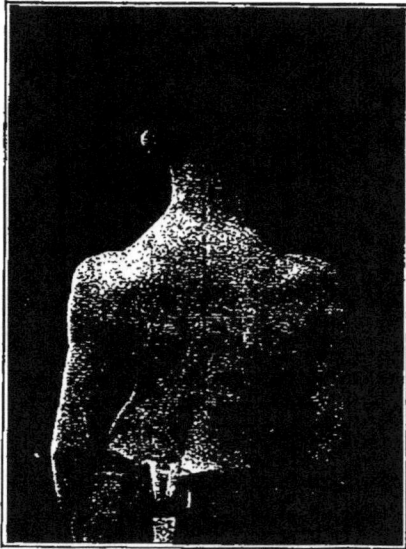

Fig. 121. — Jeune homme de 17 ans,
scoliotique depuis 3 ans 1/2.

On peut effacer, en grande partie, la dépression et l'aplatissement du côté concave du dos, on peut arriver à remettre les omoplates, les épaules et les hanches à peu près symétriques avec un thorax sensiblement normal, enfin augmenter de plusieurs centimètres la taille du sujet. Et c'est là ce que nous appelons un dos présentable.

Quel sera le traitement pour ces malheureux infirmes et bossus ?

Allons-nous les plâtrer d'emblée ?

On le pourrait ; mais il est bien plus avantageux, à tous les points de vue, de leur faire subir une préparation de plusieurs semaines avant de les « fixer » dans un plâtre

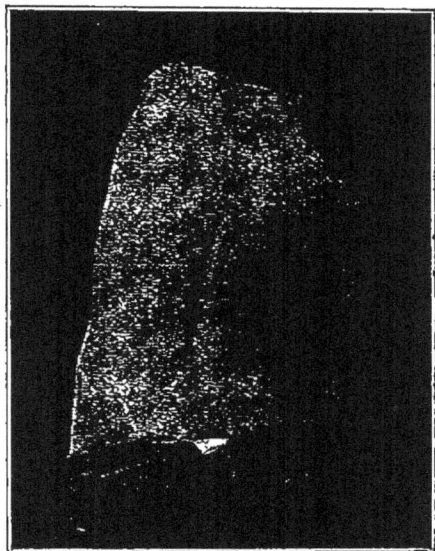

Fig. 122. — Le même, 3 semaines après
la mise en traitement.

pour 2 à 3 mois ; préparation qui consistera en une ou deux séances quotidiennes de mobilisation du rachis (avec l'aide d'une ou 2 personnes vigoureuses). Après 20 à 30 minutes de manœuvres manuelles d'assouplissement et de redressement, nous finissons la séance en faisant passer le malade dans le cadre et le hamac d'Abbott ; là, nous disposons les bandes de traction et de détorsion comme si nous voulions le plâtrer.

Nous tirons ces bandes au maximum pendant 10, 15, 20 minutes ou même davantage, suivant la tolérance et le courage du malade.

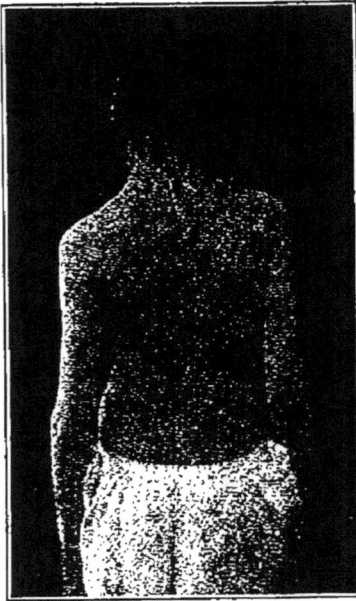

Fig. 123. — Jeune fille de 15 ans, scoliose à arc très aigu, vieille de 4 ans.

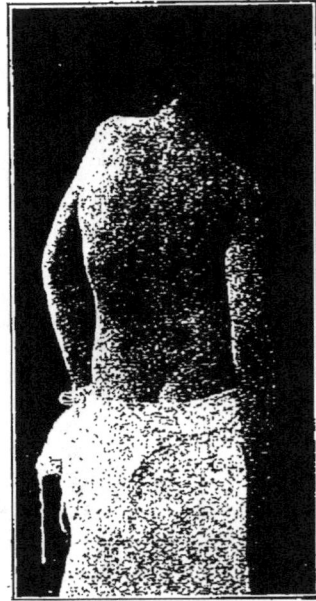

Fig. 124. — La même après 3 mois de traitement.

Puis nous lui rendons la liberté et nous recommençons souvent le jour même, en tout cas le lendemain et ainsi tous les jours pendant quelques semaines, après quoi nous fixons, « nous réalisons » le gain obtenu, c'est-à-dire que nous plâtrons le malade.

Dans le plâtre, la correction progresse encore grâce à la

compression ordinaire. Et 3 à 4 semaines après, lorsque le malade est bien remis de la petite fatigue du plâtrage, nous changeons le plâtre. Ce plâtre sera ainsi renouvelé tous les mois pendant 1 an et même 1 an 1/2. Par ce moyen, nous reculerons beaucoup les limites d'application de la méthode

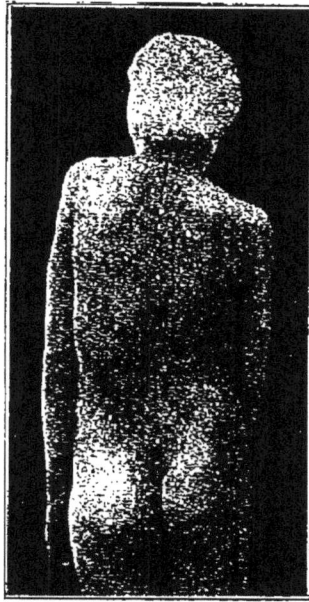

Fig. 125. — La même 3 semaines plus tard. L'hypercorrection s'efface progressivement.

d'Abbott. Nous avons entrepris déjà de cette manière, le traitement de plusieurs cas qui paraissaient jusqu'alors devoir rester en dehors de la méthode.

5e cas. — *Les scolioses hautes.*

Pour ces cas de scoliose haute, heureusement rares, recourir à notre *procédé personnel et à notre grand corset.*

EN RÉSUMÉ

I. — *Scolioses à une courbure.*

A l'hôpital, appliquer d'emblée le corset d'Abbott.

En ville, les traiter par les anciens traitements, mais en

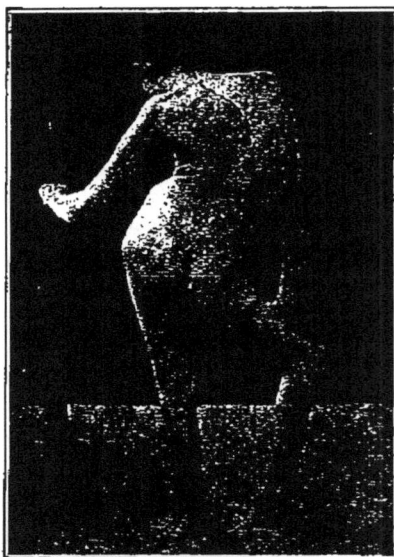

Fig. 126. — Jeune homme de 15 ans, scoliose paralytique
depuis l'âge de 1 an 1/2.

y ajoutant, ce qui est capital, le port de notre corset spécial
en celluloïd pour les scolioses du 1er degré (2 volets à compression et une semelle sous pied du côté convexe) pouvant
seul maintenir et parfaire le redressement.

II. — *Scolioses à 2 courbures.*

A l'hôpital, appliquer toujours et d'emblée la méthode
d'Abbott.

En ville, proposer toujours la méthode d'Abbott; en cas où les parents refusent, façonner chaque jour le malade dans le cadre d'Abbott et entre les séances faire porter toujours notre corset spécial (pour les cas de ce 2e degré, corset à 3 volets, avec semelle du côté concave).

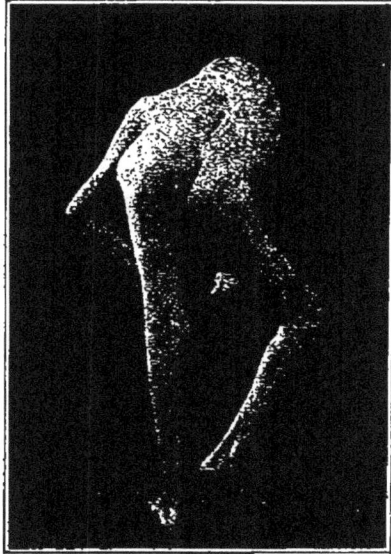

Fig. 127. — Le même.

III. — *Scolioses à 3 courbures.*

En ville comme à l'hôpital, appliquer toujours et d'emblée la méthode d'Abbott [1], c'est-à-dire plâtrer les malades.

1. La méthode de Mackensie-Forbes, nous l'avons vu appliquer, est une modification de la méthode d'Abbott. Cette modification ne nous a pas paru présenter d'avantage appréciable sur la méthode pure d'Abbott.

IV. — *Scolioses à 4 courbures* (en Z, en vilbrequin).

Ici ce n'est plus de guérison qu'il faut parler, mais d'amélioration, très appréciable du reste

Pour l'obtenir, préparer les malades quotidiennement pendant quelques semaines dans le cadre d'Abbott, puis les

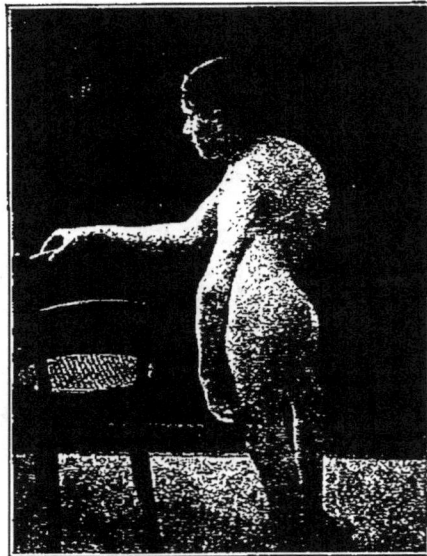

Fig. 128. — Le même.

plâtrer, et renouveler le plâtre tous les mois pendant 1 an ou 1 an 1/2 ; après quoi, faire porter un corset en celluloïd pendant une année ou deux.

V. — Pour *les scolioses hautes*, employer notre procédé.

Et maintenant, pour finir, un mot sur les RÉSULTATS ÉLOI-
GNÉS de la méthode d'Abbott.

Voici ce qu'en a dit le Dr Fouchet, qui est allé en Amérique, chez Abbott, voir les résultats anciens de celui-ci.

« Quelques critiques, dit le Dr Fouchet, ont émis des
doutes sur la persistance des redressements ainsi obtenus.

« Mais Abbott a des scolioses redressées depuis 3 ans et

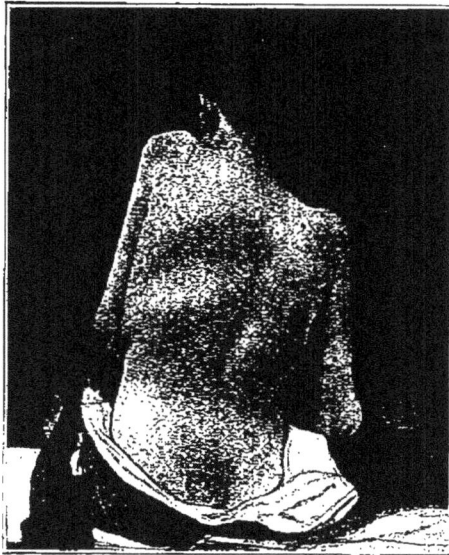

Fig. 129. — Le même 2 mois après notre traitement
par la méthode d'Abbott.

qui restent redressées Et pourquoi d'ailleurs la correction
ne se maintiendrait-elle pas ici, lorsqu'on la voit se maintenir pour les autres affections orthopédiques? Nous parlons évidemment des scolioses des 2e et 3e degrés.

« Quant aux scolioses du 4$_e$ degré, quant à ces formes
extraordinairement graves, l'on n'en verra plus dans quelques années.

« Parlant de vieilles gibbosités du mal de Pott, notre maître M. Calot a dit : « De ces vieilles bosses, il ne devrait plus y en avoir ! Il n'y en aura plus le jour où tous les médecins soigneront par notre méthode les gibbosités commençantes ou les gibbosités de gravité moyenne ».

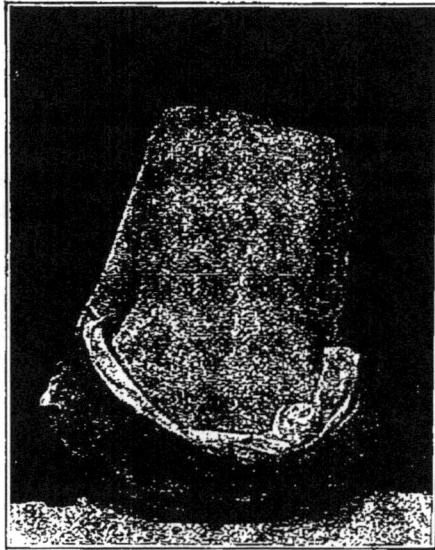

Fig. 130. — Le même (à ce moment).

« De même, ici, nous pouvons dire qu'il n'y aura plus de vieilles scolioses incurables (au moins partiellement incurables), si l'on veut bien désormais soigner par la méthode d'Abbott toutes les scolioses aussitôt qu'elles se seront montrées rebelles aux petits traitements ordinaires de gymnastique et de mécanothérapie.

« Ainsi donc, on peut dire en vérité qu'Abbott a résolu le

problème thérapeutique pour la scoliose comme M. Calot l'avait résolu pour le mal de Pott » (Dr Fouchet)[1].

Nous n'ajouterons qu'un mot : Si, à l'avenir, on traitait toutes les scolioses du 1er degré par des manœuvres de redressement méthodiques et au besoin par des corrections quotidiennes dans le cadre d'Abbott, en y joignant, ce qui est capital, le port de notre corset en celluloïd, l'on n'aurait presque jamais besoin de recourir au plâtrage de la méthode d'Abbott ; ce plâtrage restant toujours comme ressource assurée pour les cas qui n'auraient pas été soignés ou pas bien soignés pendant cette 1re période.

Ainsi donc, maintenant, il est vraiment en notre pouvoir de guérir la scoliose.

1. *Journal des Praticiens*, 29 mars 1913. La méthode d'Abbott, par le Dr Fouchet, de Berck.

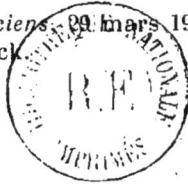

TABLE DES MATIÈRES

(Où l'on trouvera spécifié le traitement qui convient à chaque forme ou variété de scoliose, avec les indications et contre-indications de la méthode d'Abbott dans chaque cas particulier.)

Doit-on la traiter par la méthode et le plâtrage d'Abbott ? A *l'hôpital, oui.*

En **ville, non,** parce que ce plâtre d'Abbott est trop inesthéthique, trop disgracieux, trop visible, et parce qu'**on peut guérir sans lui** ces scolioses au début.

On peut les guérir en les traitant par des séances quotidiennes de redressement (indiquées dans notre livre **L'ortho-•pédie indispensable**), et en faisant porter, dans l'intervalle des séances, notre corset spécial en celluloïd : le port de ce

corset est capital, car seul il peut maintenir intégralement
et, si besoin est, parfaire le redressement obtenu dans
les séances de gymnastique 88

II.   **Scoliose du 2ᵉ degré** (*à 2 courbures*). 95
   Son traitement :
A l'hôpital, toujours et d'emblée recourir à la méthode
d'Abbott.

En ville, pour ces cas du 2ᵉ degré, proposer toujours la
méthode d'Abbott, et au cas de refus des parents, traiter
cette scoliose par des séances quotidiennes de redressement
actif et passif, indiquées dans notre **orthopédie indispen-**
sable ; au besoin, façonner le dos chaque jour dans le cadre
d'Abbott ; et toujours, d'une séance à l'autre, faire porter le
corset en celluloïd que nous avons fait construire pour ces
cas du 2ᵉ degré.

III. — **Scoliose du 3ᵉ degré** (*à 3 courbures*) 98
En *ville* comme *à l'hôpital*, appliquer *toujours* et *d'emblée*
la méthode et le plâtre inamovible d'Abbott.

IV. — **Scoliose à 4 courbures** (en Z, en vilbrequin). . 99
Ici ce n'est plus la guérison que nous pouvons promettre,
mais une amélioration, très appréciable du reste.

Ne consentir à traiter ces malades que si dûment préve-
nus, ils déclarent se contenter de cette amélioration, qui leur
fera un dos « présentable ». Explication de ce mot. . . . 100
Pour obtenir ce résultat l'on « prépare » et façonne le
malade, tous les jours pendant 1 heure, dans le cadre d'Abbott — et cela pendant plusieurs semaines — après quoi on
le plâtre. Et l'on change cet appareil plâtré tous les mois
pendant 1 an ou 1 an 1/2. Ensuite, l'on fera porter encore
pendant 1 an ou deux, un corset amovible en celluloïd,
permettant des séances quotidiennes de gymnastique et de
massages.

V. — **Pour les scolioses hautes,** *cervico-dorsales*, qui
échappent à l'action du plâtre d'Abbott, les traiter avec
notre grand plâtre emboîtant la base du crâne. 102

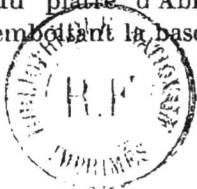

IMPRIMERIE BELLIN, A MONTDIDIER.

www.ingramcontent.com/pod-product-compliance
Lightning Source LLC
Chambersburg PA
CBHW071206200326
41519CB00018B/5391